🎁 Ecco Qui un Regalo per te! 🎁

Utilizza questo QR Code per scrivermi e messaggiarmi direttamente in caso di dubbi o domande (o anche solo per un feedback sul libro!)

Lo Sapevi Che?

Oltre a questo libro puoi trovare i Seguenti su Amazon:

Yoga sulla Sedia per Dimagrire: Routine di 28 Giorni per Perdere il Grasso Addominale e Tornare in Forma in 10 Minuti al Giorno – Per Principianti e Anziani

Scan il QR Code per scoprire di più:

Ottimo per persone anziane e principianti che hanno scarsa mobilità e poco tempo per allenarsi e stare in forma. Con una routine di 15-20 minuti al giorno si possono ottenere grandi risultati.

**Pilates al Muro:
Allenamenti di 20 Minuti per Ridurre il Girovita,
Tonificare Gambe, Addome e Glutei -
Sfida di 28 Giorni Ideale per Donne**

Scan il QR Code per scoprire di più:

Questa è la prima versione di Pilates al Muro mai
pubblicata su Amazon. Qui troverai un'ottima routine
per tonificare addome e cosce con esercizi diversi da
quelli proposti in questo libro...Può essere utile come
follow-up dopo aver finito il piano d'allenamento di 28
giorni presente in questo libro!

COPYRIGHT

DISCLAIMER

SOMMARIO

ESERCIZI DI RISCALDAMENTO

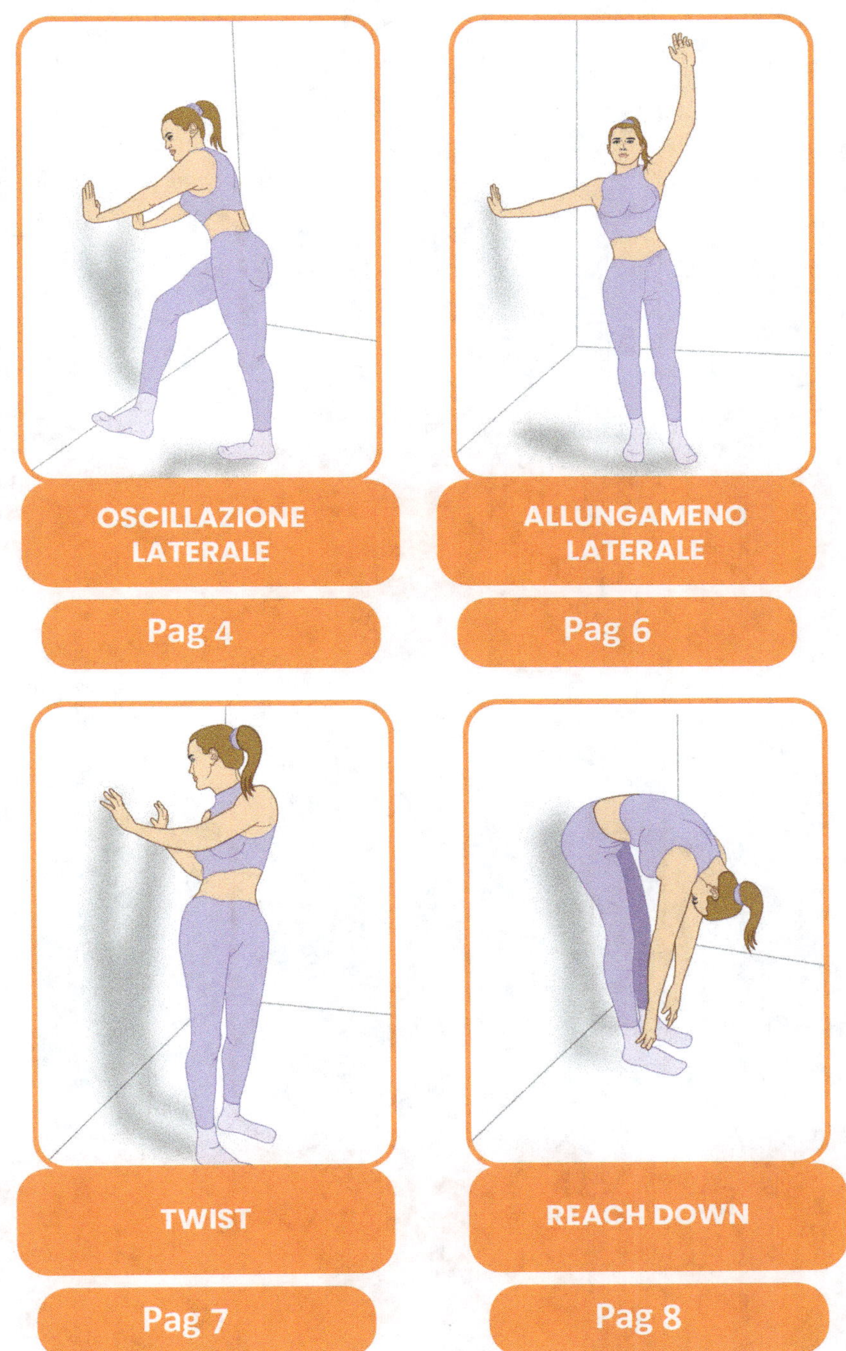

ESERCIZI PER GLUTEI E GAMBE

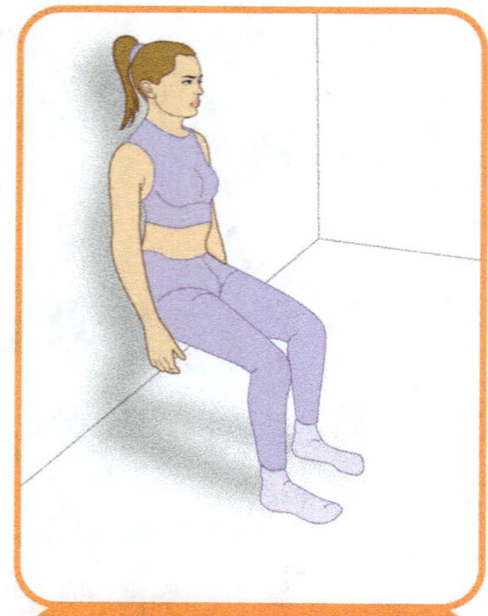

SEDIA AL MURO

Pag 10

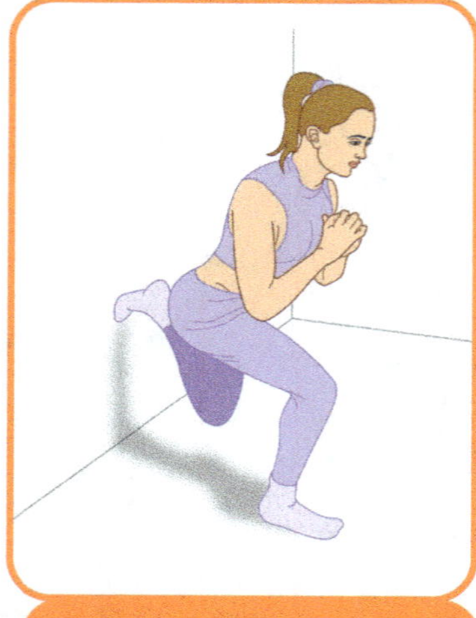

SQUAT BULGARO

Pag 11

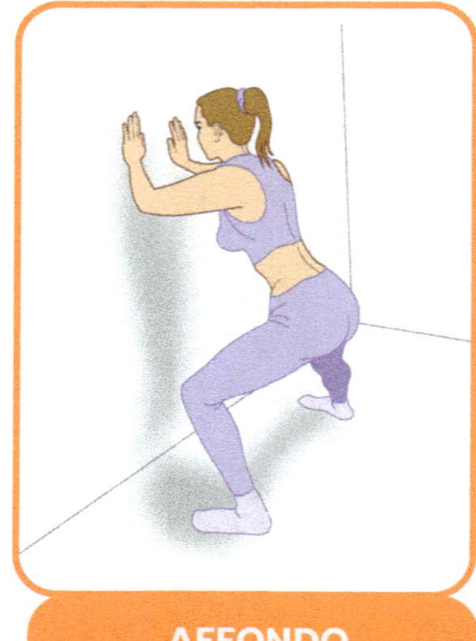

AFFONDO LATERALE

Pag 12

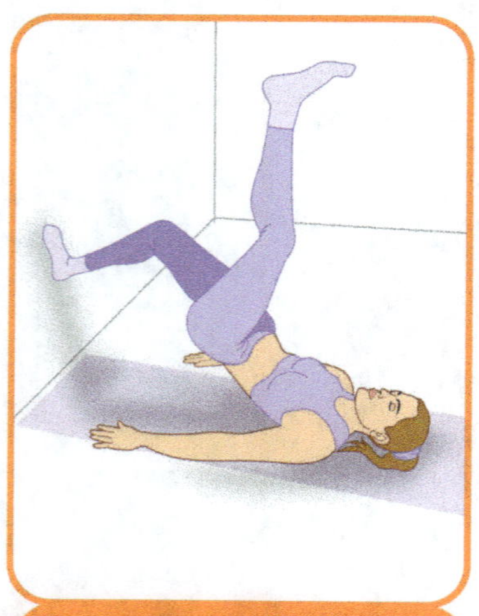

PONTE UNILATERALE

Pag 14

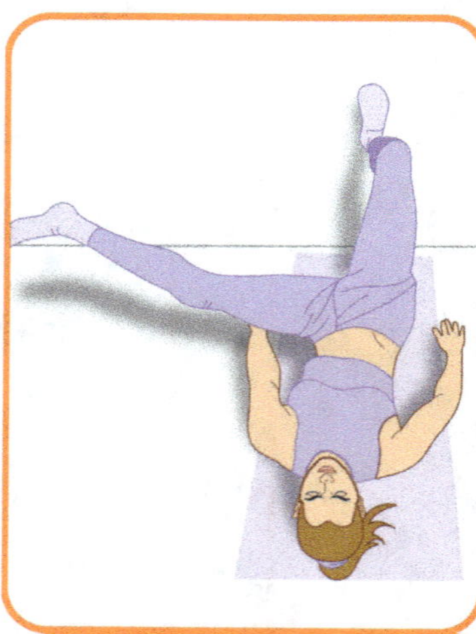

ALLUNGAMENTO DELL' ADDUTTORE

Pag 15

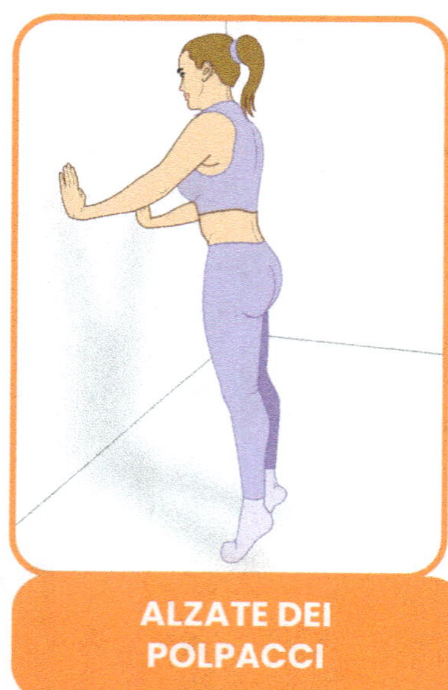

ALZATE DEI POLPACCI

Pag 16

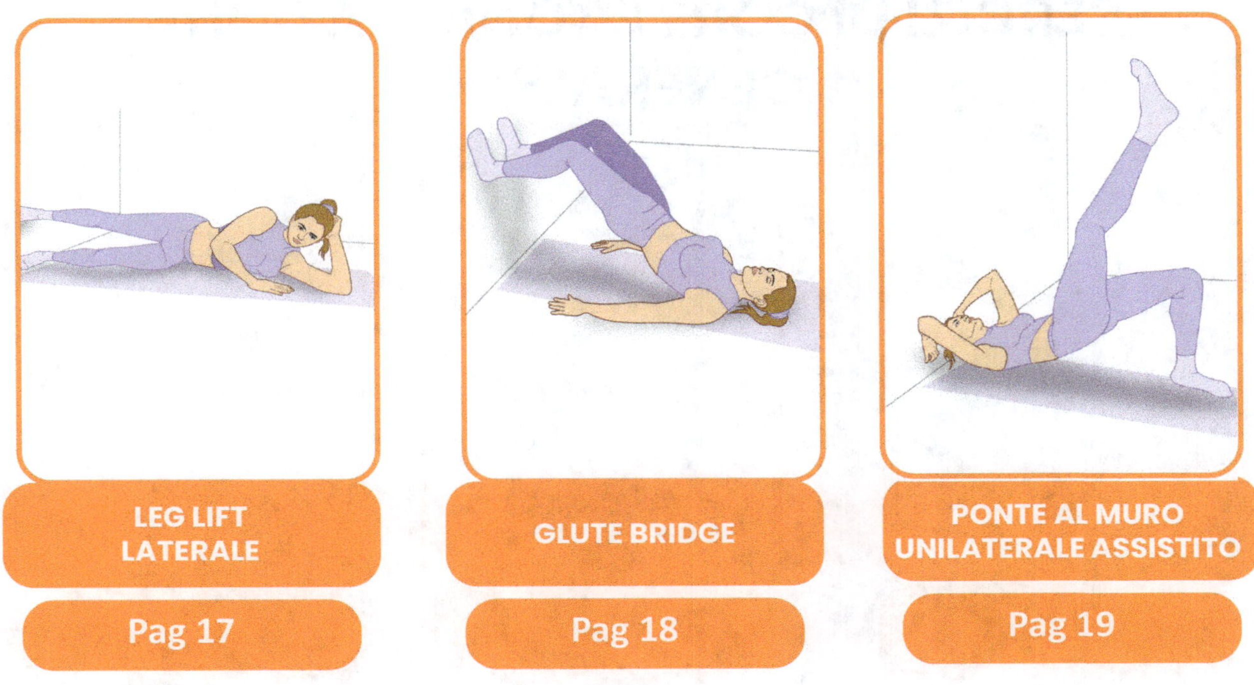

ESERCIZI DI CORE E TONIFICAZIONE GENERALE

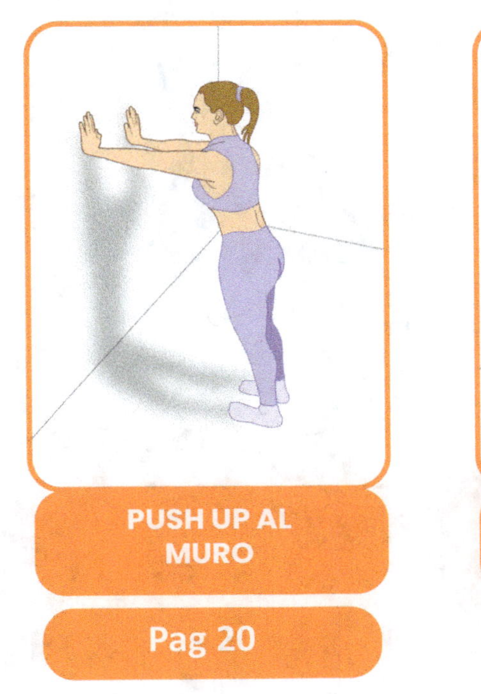

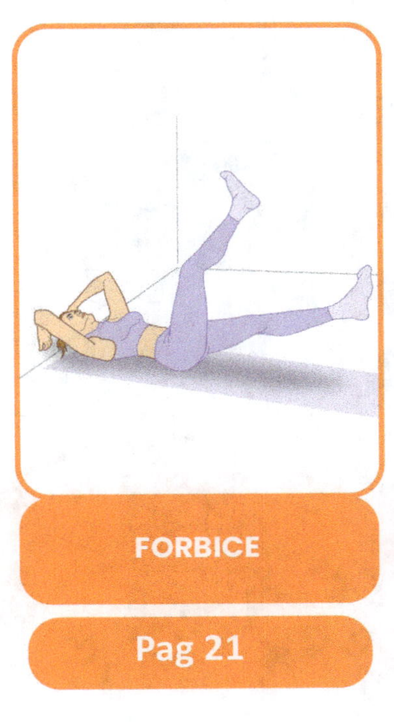

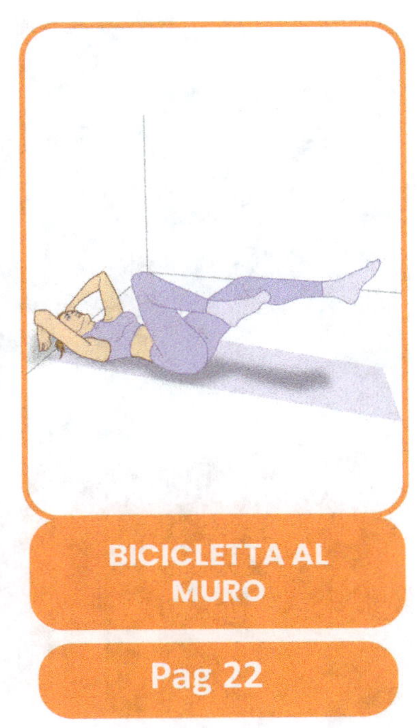

ESERCIZI DI CORE E TONIFICAZIONE GENERALE

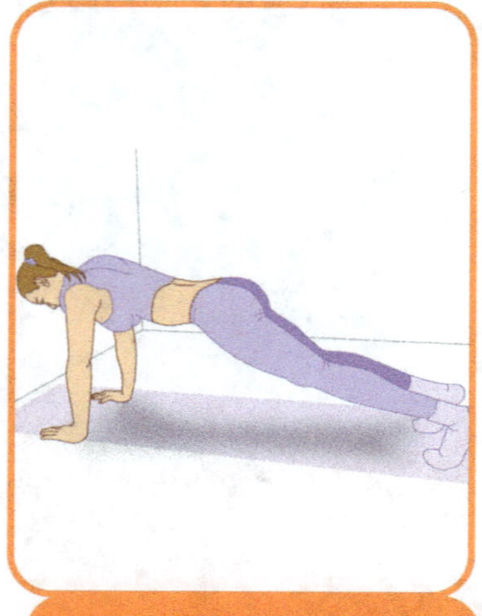

PLANK DINAMICO

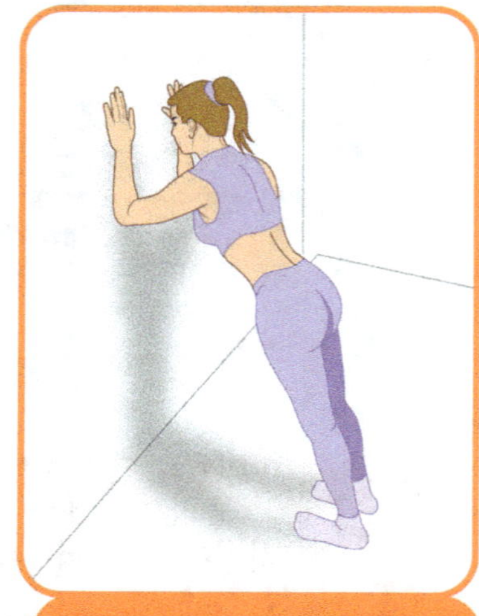

FLESSIONI PER TRICIPITI AL MURO

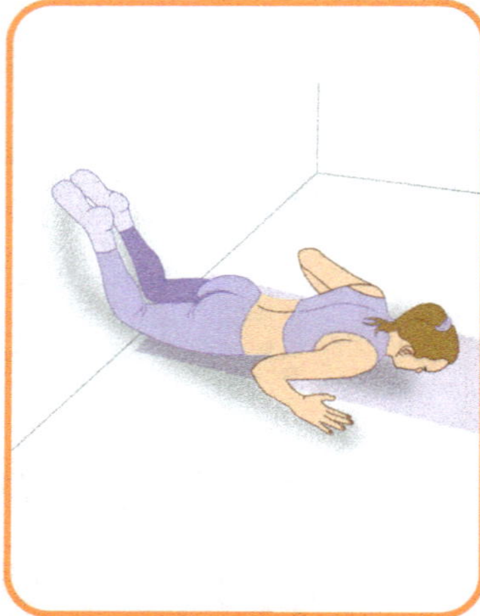

PIEGAMENTI COBRA

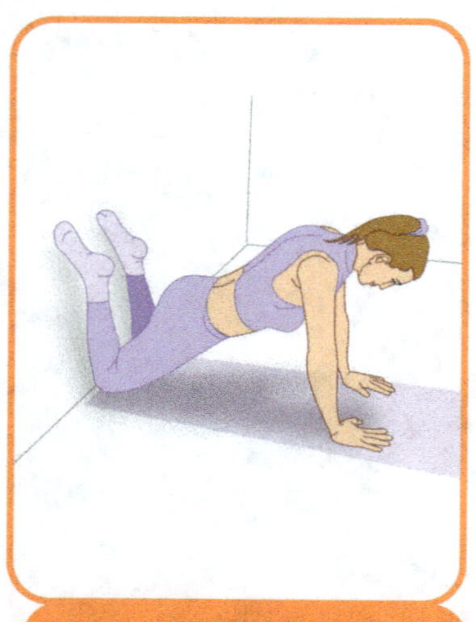

COBRA PLANK AVANZATO

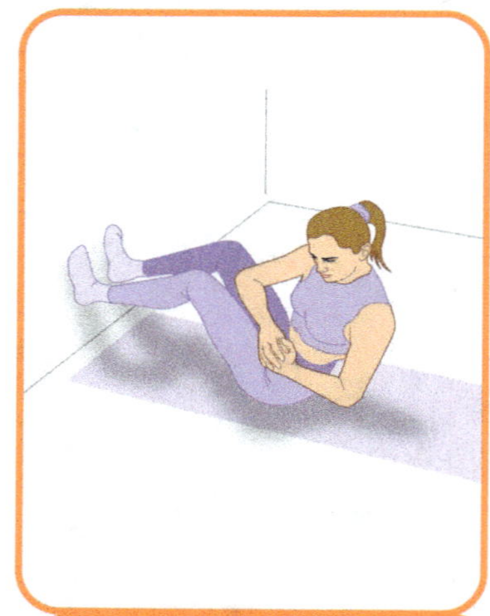

RUSSIAN TWIST

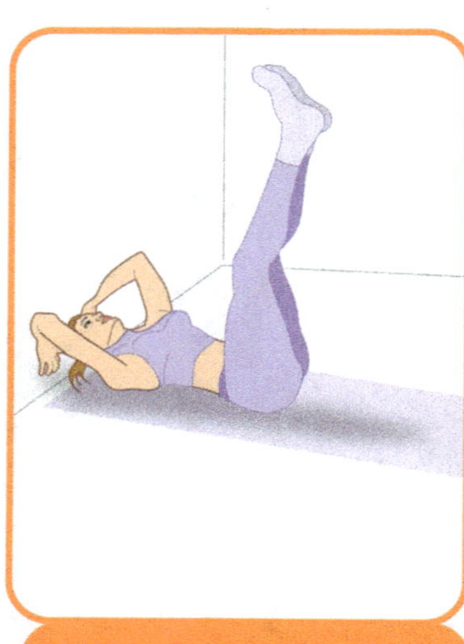

LEG RAISES

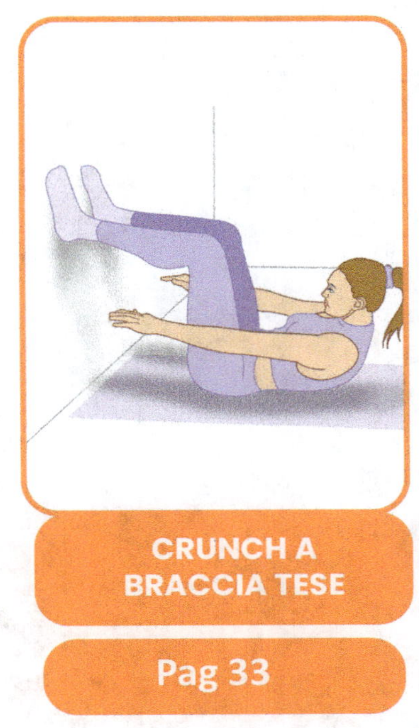

ESERCIZI FULL BODY

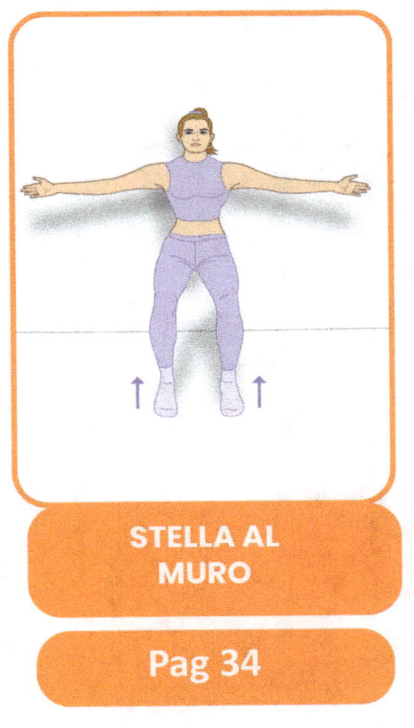

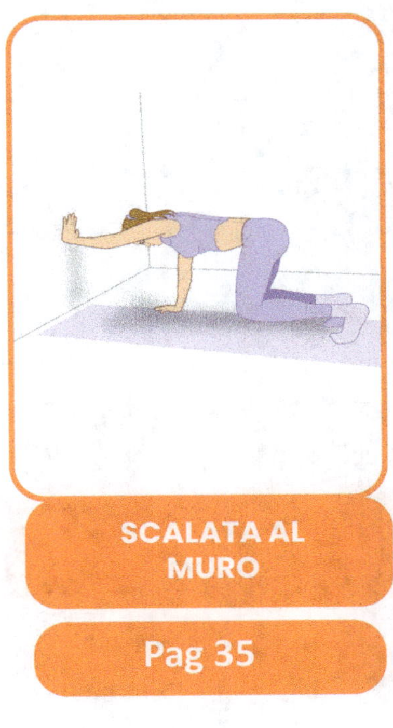

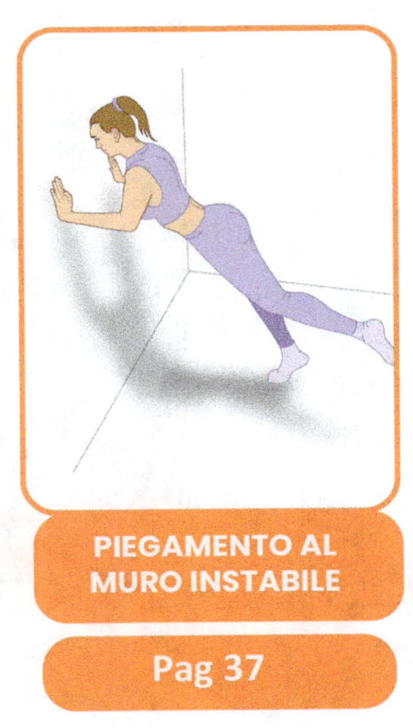

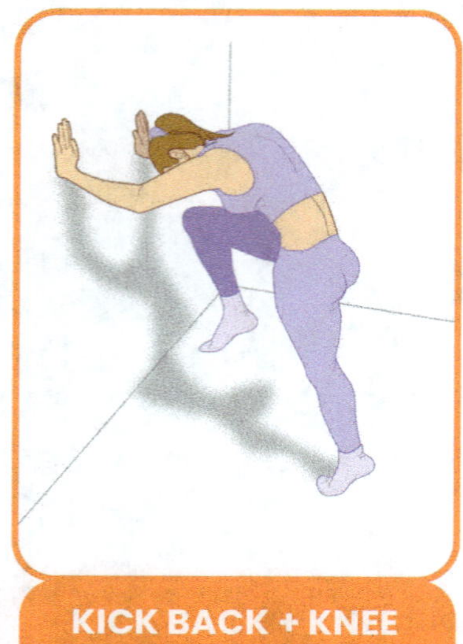

KICK BACK + KNEE
RAISE AVANZATO

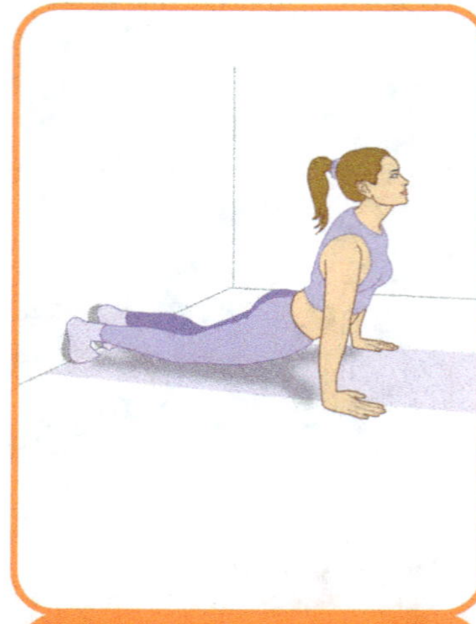

DOWNWARD DOG

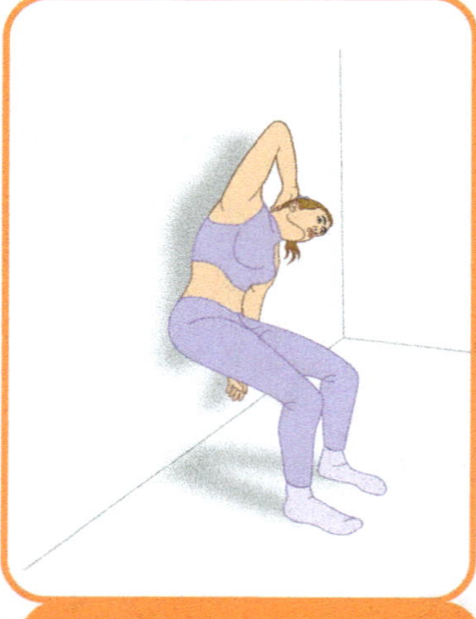

SEDIA AL MURO +
PIEGAMENTO LATERALE

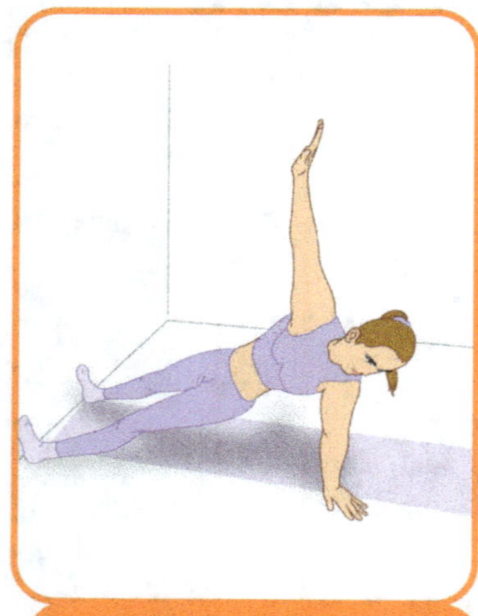

PONTE A GAMBE TESE
+ ROTAZIONE

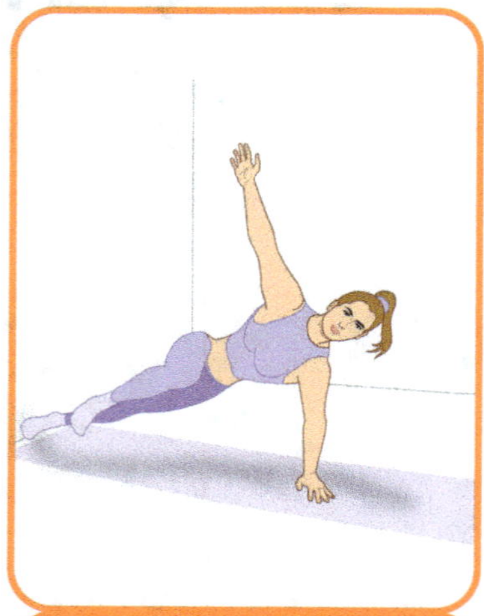

PLANK A STELLA
AVANZATO

ESERCIZI DI DEFATICAMENTO DI PILATES AL MURO

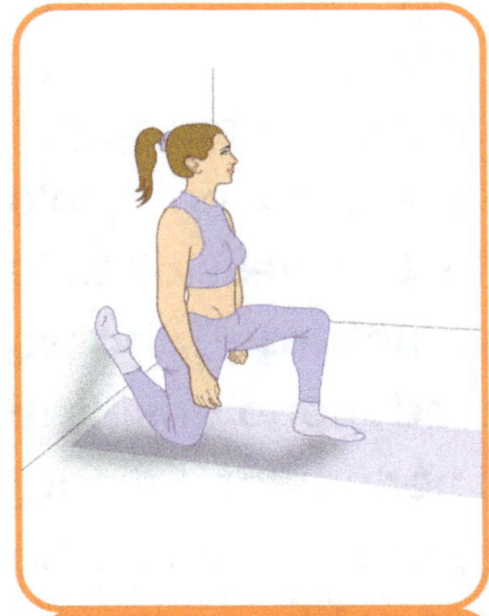

ALLUNGAMENTO DEI FLESSORI DELL'ANCA

Pag 43

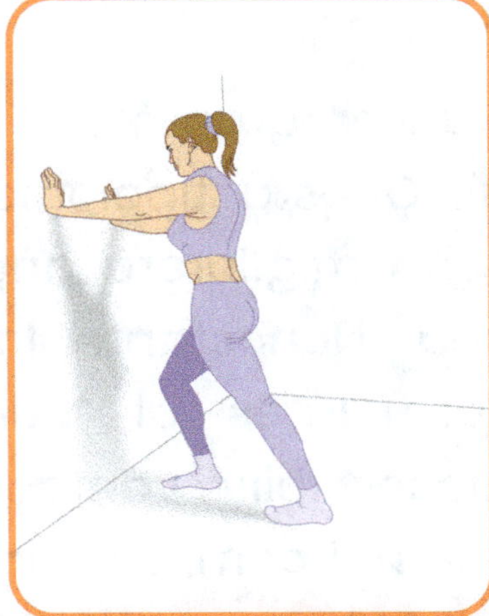

ALLUNGAMENTO DEI POLPACCI

Pag 44

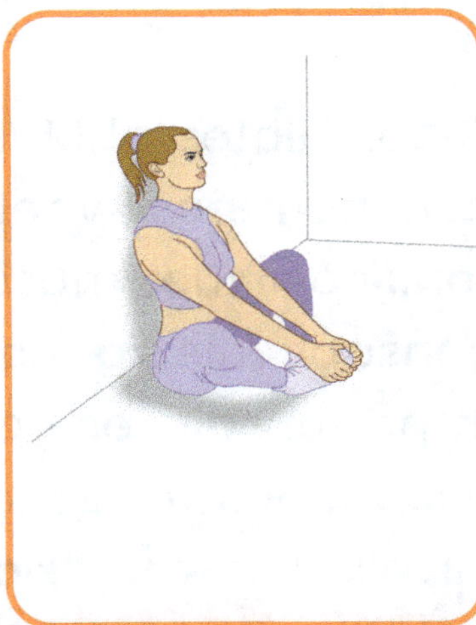

ALLUNGAMENTO DEGLI ADDUTTORI

Pag 45

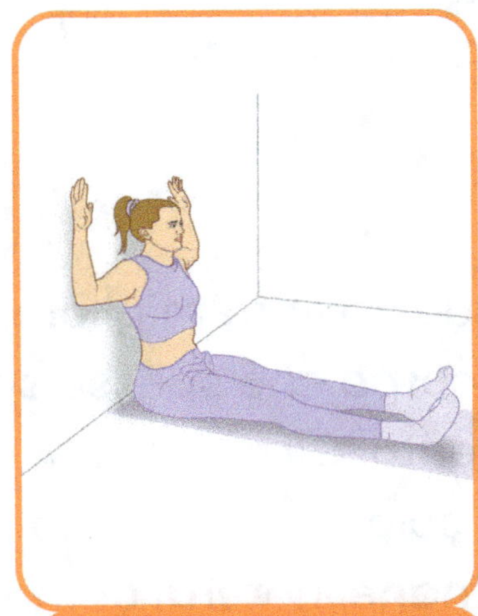

BRACCIA AL MURO

Pag 46

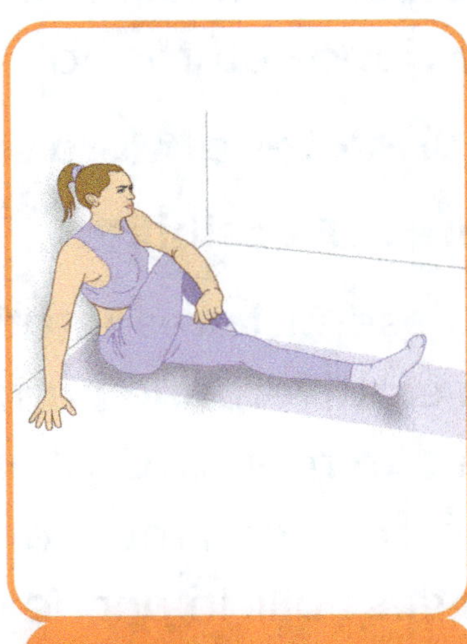

ALLUNGAMENTO DEI GLUTEI

Pag 47

INTRODUZIONE

Ciao! Pilates al Muro è un programma di allenamento completo con numerosi vantaggi. Questa tipologia di esercizio non solo tonifica i tuoi muscoli, ma migliorerà anche la tua flessibilità e consapevolezza corporea. Nonostante la sua natura a basso impatto, gli esercizi di Pilates al Muro producono risultati eccezionali, rendendoli accessibili e vantaggiosi per persone di tutti i livelli di forma fisica – se hai comprato la prima versione che ho pubblicato nell'estate 2023, sa già di cosa sto parlando! Questo programma offre routine di allenamento strutturate che sono attentamente create per te. Bastano solo 28 giorni e vedrai risultati significativi e duraturi. Con Wall Pilates (o Pilates al Muro), il tuo benessere e forma fisica migliorerà in maniera esponenziale settimana dopo settimana!

I benefici di Pilates al Muro sono:

• Migliorare la Flessibilità

Gli oltre 30 esercizi presentati in questo libro miglioreranno la tua flessibilità e attiveranno parti del corpo che spesso sono utilizzate meno con altri metodi di allenamento. Gli esercizi di Wall Pilates assicurano che i tuoi muscoli non solo diventeranno più tonici, ma anche più flessibili. In poche settimane, noterai come ciò beneficerà la tua mobilità complessiva e forma fisica (oltre a prevenire possibili infortuni articolari).

• Migliorare la Forza

Questi allenamenti sono progettati per migliorare la forza e l'armonia generale del corpo. Gli esercizi sono a corpo libero e non richiedono ulteriori attrezzature (oltre al muro). I principali muscoli coinvolti sono gli addominali, i glutei, le spalle, quadricipiti e femorali (le cosce).

• Migliorare la Consapevolezza del Tuo Corpo

Questi allenamenti migliorano la consapevolezza e l'armonia del corpo con movimenti completamente nuovi rispetto a quelli a cui probabilmente sei abituato/a. È essenziale esplorare nuovi esercizi poiché ciò promuove una più efficace connessione mente-corpo.

• Ridurre lo Stress e Migliorare il Senso di Pace

La bellezza del Wall Pilates è che pone attenzione alla respirazione durante i movimenti. In soli 7 giorni dopo aver iniziato le sedute, molte persone si sentono più calme e concentrate nelle loro attività quotidiane e imparano a rimanere nel "momento presente" durante le pratiche. Questo ti permetterà di affrontare le sfide quotidiane con maggiore facilità, senza stressarti troppo per questioni futili.

• Riduzione e Controllo del Peso Corporeo

Pilates al Muro può aiutarti a combattere gli effetti negativi della sedentarietà prolungata, incoraggiando uno stile di vita più sano e attivo anche se sei particolarmente impegnato/a col lavoro o con altri impegni.
Infatti, con soli 15-20 minuti al giorno, brucerai molte calorie e attiverai notevolmente il tuo metabolismo. Posso assicurarti che una pratica corretta e costante delle routine menzionate qui aumenterà drasticamente la possibilità di perdere peso in breve tempo (curando anche la dieta, ovviamente).

• Migliora la Postura

Questi esercizi miglioreranno la postura andando a lavorare su muscoli che spesso vengono ignorati e ad esercizi dove si andrà a migliorare l'apertura delle spalle e il rafforzamento del core. Elimina il mal di schiena, migliora la forza del core e potenzia la tua salute generale. È essenziale fare questi esercizi se tieni alla tua forma fisica e salute.

Nota: se hai domande o dubbi riguardo agli esercizi o altre questioni relative all'allenamento, sentiti libero di inviarmi un'email a avfitness99coaching@gmail.com (cerco sempre di rispondere il prima possibile!)

COME LEGGERE QUESTO LIBRO PER MASSIMIZZARE I TUOI RISULTATI

Questo libro è strutturato in due parti principali (introduzione a parte):

- **la prima ti mostra gli esercizi**
- **la seconda spiega il piano dei 28 giorni.**

Nella prima parte, ogni esercizio è spiegato dettagliatamente con una descrizione che ti indica come eseguire il movimento in modo chiaro ed efficace.
Inoltre, ci sono immagini di qualcuno che esegue gli esercizi che ti aiuteranno a capire e padroneggiare l'esecuzione. Gli esercizi sono numerosi e sono divisi in 5 sezioni: Esercizi di Riscaldamento, Esercizi per Glutei + Gambe, Esercizi per il Core + Tonificazione, Esercizi Full Body e Esercizi di Defaticamento. Inoltre, nelle spiegazioni degli esercizi non sarà indicato il numero di ripetizioni da eseguire per ciascun esercizio. Questo perché il piano dei 28 giorni lo menziona.

Nella seconda parte, troverai tre routine:

- **Routine di Riscaldamento**
- **Routine di Defaticamento**
- **Sfida dei 28 Giorni**

Le prime due routine, molto corte, contengono esercizi che dovrebbero essere fatti prima e dopo ogni sessione, mentre l'ultimo fornisce gli esercizi da fare quotidianamente e quante volte eseguire ciascuno di essi. È un piano di 28 giorni, ogni giorno è analizzato e preparato per fornirti i migliori risultati.
Pertanto, se vuoi avere successo, raggiungere i tuoi obiettivi e perdere peso con questi esercizi di Wall Pilates, è necessario seguire il piano, non saltare giorni e, come direbbero in America, *"Enjoy the Process"*.

Buona lettura! In bocca al lupo!

ESERCIZI DI RISCALDAMENTO

OSCILLAZIONE LATERALE

Esercizio di riscaldamento per prepararti al meglio. Queste oscillazioni aiutano ad aumentare la tua flessibilità e coordinazione oltre a preparare l'inguine e i fianchi prima di affrontare esercizi più intensi.

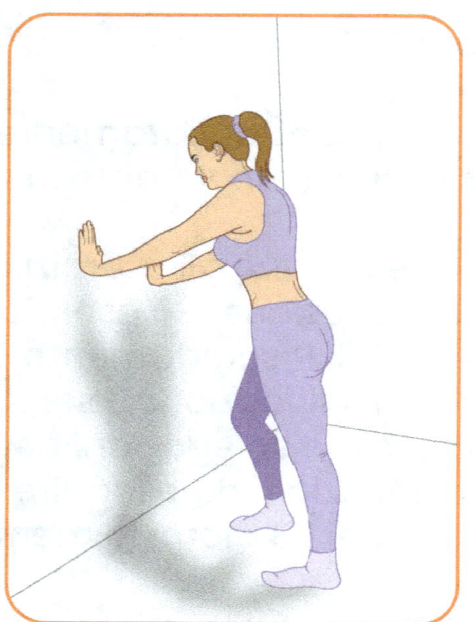 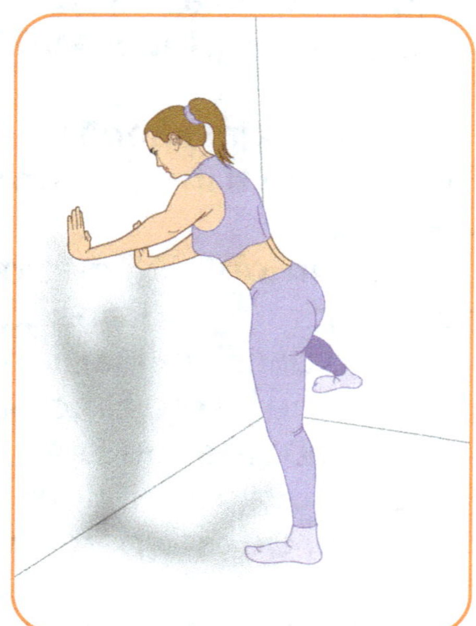

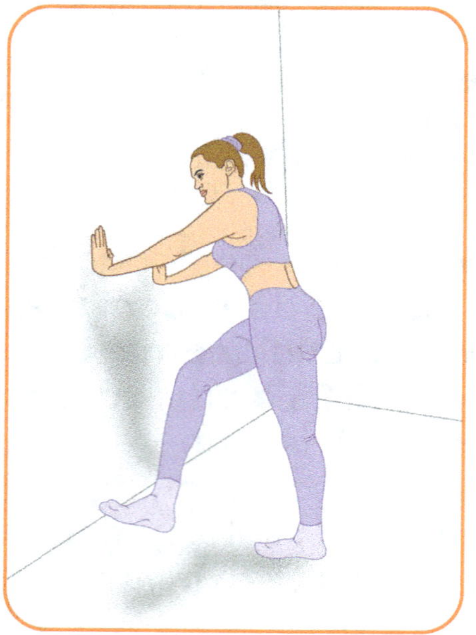

Come eseguirlo:

1. Inizia con il corpo rivolto verso il muro e le mani appoggiate su di esso. Porta una gamba in avanti e leggermente sollevata.
2. Da lì, fai oscillare la tua gamba il più lontano possibile in una direzione, mantenendo il petto rivolto verso il muro. Poi, oscilla la gamba dall'altro lato con un movimento fluido. Questo è considerata una ripetizione.
3. Ripeti per il numero di ripetizioni menzionato.
4. Infine, ripeti con l'altra gamba.

Nota:
Per ottimizzare l'esecuzione dell'esercizio si suggerisce di oscillare la gamba e muoverla con leggerezza, mantenendo comunque la gamba di appoggio e la parte superiore del corpo verso il muro.

ALLUNGAMENTO LATERALE

Questo esercizio di riscaldamento mira ad aumentare la mobilità dei dorsali muovendo il busto e preparandoti per gli esercizi successivi.

Come eseguirlo:

1. Inizia accanto al muro, con una mano sul muro e l'altra allungata verso l'alto come mostrato.

2. Da lì, raggiungi il muro con entrambe le mani. Sentirai il tuo dorsale allungarsi mentre esegui il movimento - vedi la seconda immagine,

3. Poi, ritorna alla posizione di partenza e ripeti per le volte menzionate. Infine , ripeti dall'altro lato.

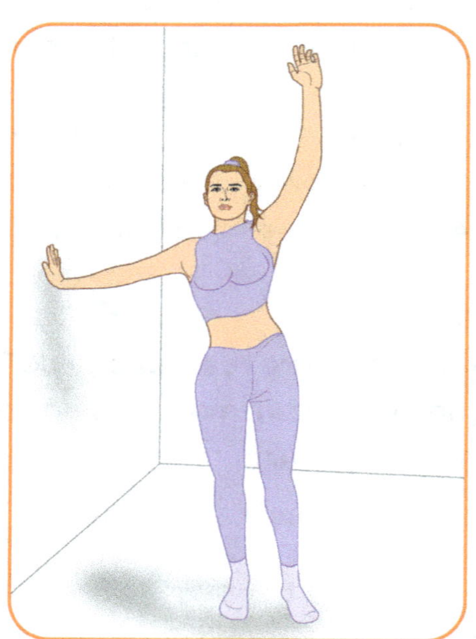

Nota:

Per migliorare la fluidità dell' esercizio assicurati di rilassare la parte superiore del corpo. La pratica costante di questo esercizio migliorerà notevolmente la tua flessibilità.

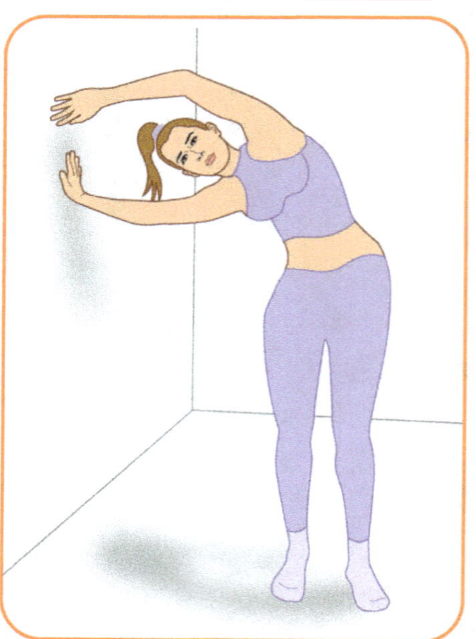

TWIST

Questo esercizio, come quello precedente, mirano a preparare il tuo corpo con movimenti poco praticati, in modo da riscaldare bene tutti i muscoli del tronco e migliorare la tua flessibilità prima di iniziare l'allenamento.

Come eseguirlo:

1. Inizia di fronte al muro, guardando nella direzione opposta.

2. Da lì, gira la schiena e tocca il muro con entrambe le mani, come mostrato. Ricorda di mantenere i piedi ben saldi sul pavimento, ancora rivolti lontano dal muro.

3. Infine, ripeti dall'altro lato. Esegui l'esercizio per le ripetizioni indicate, alternando i lati.

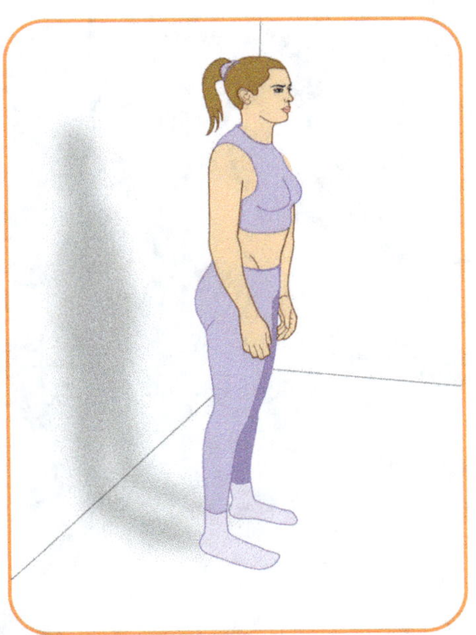

Nota:

Per garantire l'esecuzione più fluida possibile dell'esercizio preparati in questo modo: rilassa la parte superiore del corpo, fai un respiro profondo, espira mentre giri e inspira quando ritorni alla posizione iniziale.

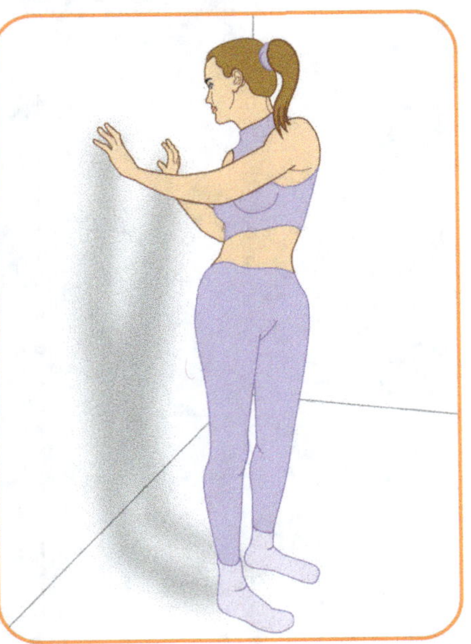

REACH DOWN

Questo esercizio allunga la schiena, i glutei, i bicipiti femorali e polpacci.

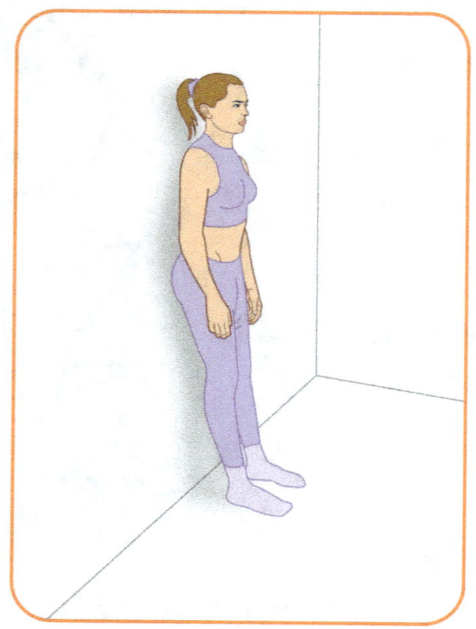
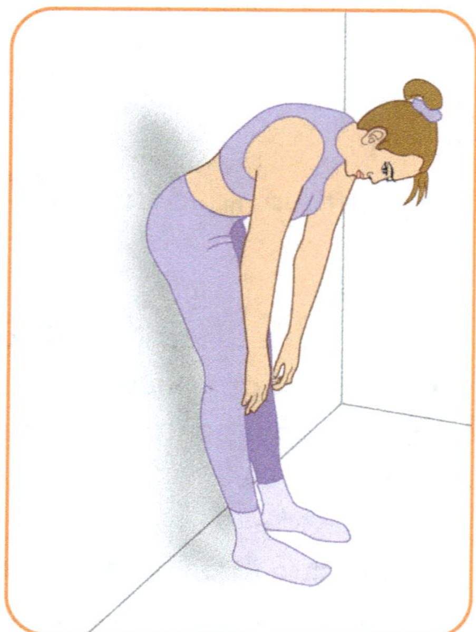
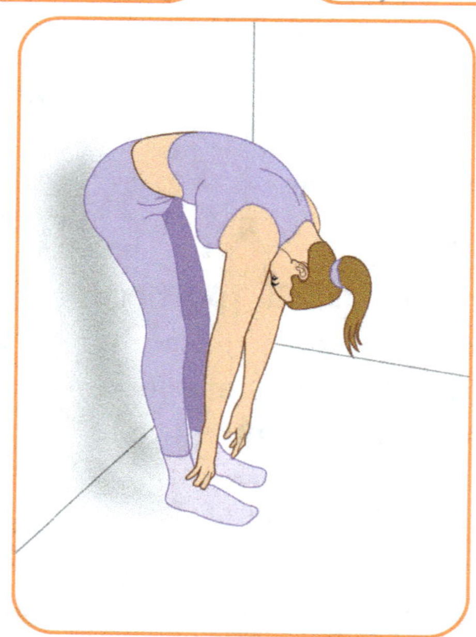

Come eseguirlo:

1. Parti in posizione eretta con la schiena contro il muro e i piedi leggermente avanzati come mostrato.
2. Piega lentamente la schiena ed estendi le braccia verso i piedi.
3. Mantieni le gambe estese e raggiungi i piedi per allungare i bicipiti femorali e polpacci.
4. Ritorna lentamente alla posizione di partenza e ripeti per il numero di ripetizioni indicato.

Nota:

Se non riesci a toccare i piedi, fermati prima di quel punto..Non è necessario e, con la pratica costante, ci riuscirai.

ESERCIZI PER GLUTEI E GAMBE

SEDIA AL MURO

Un ottimo esercizio per migliorare la tonicità delle cosce. È inoltre particolarmente efficace per prevenire dolori alle ginocchia.

Come eseguirlo:

1. Metti la schiena contro il muro e appoggia i piedi a terra. Per posizionarti correttamente, assicurati di formare un angolo di 90 gradi tra le gambe e le cosce – più semplicemente posizionati in modo che le cosce siano parallele al pavimento.

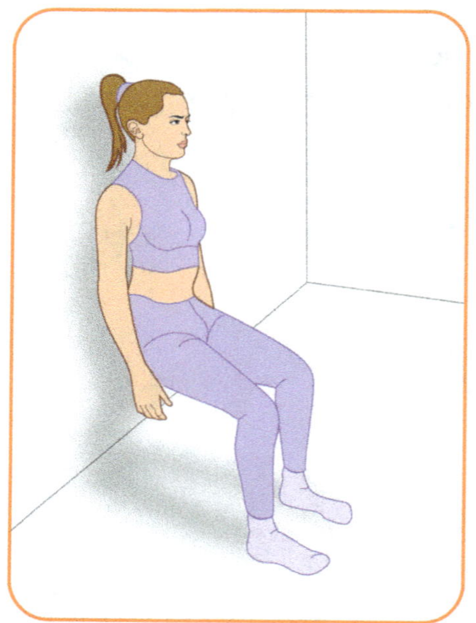

2. Mantieni la posizione per i secondi indicati.

Nota:

Fingi di essere seduto/a su una sedia immaginaria per trovare una buona posizione.

Se è troppo difficile, puoi sederti più eretto/a. Dopo qualche seduta sono sicuro che riuscirai ad effettuare l'esercizio con esecuzione perfetta come mostrato.

SQUAT BULGARO

Un esercizio fantastico per lavorare sui glutei, le cosce oltre a migliorare l'equilibrio.

Come eseguirlo:

1. Inizia con il piede sinistro appoggiato al muro e il piede destro a terra come mostrato.

2. Da qui, abbassati fino a che la tua coscia destra sarà quasi parallela al pavimento. Mantieni le mani unite durante il movimento.

3. Mantieni la posizione per mezzo secondo, poi torna a quella di partenza. Espira mentre ti rialzi (bocca o naso non ha differenza in questo esercizio).

4. Esegui il numero di ripetizioni specificato. Infine, ripeti con l'altra gamba.

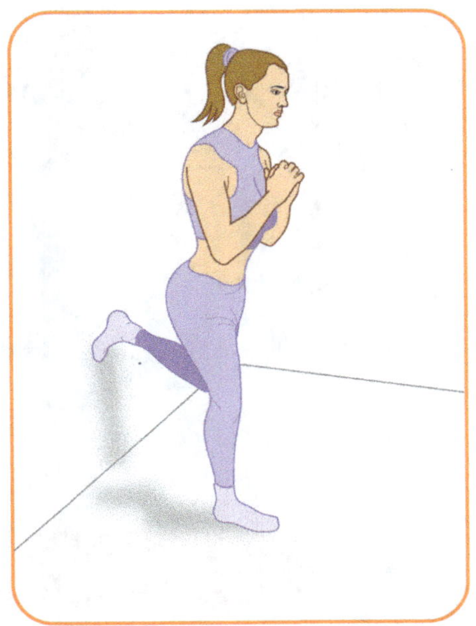

Nota:

Se sei un principiante, ti suggerirei di limitare l'ampiezza del movimento. Questi esercizi richiedono un buon livello di forza ed equilibrio, quindi se non riesci ancora ad abbassarti fino ad avere la coscia parallela (o quasi) al suolo, abbassati quanto puoi e migliorerai col passare delle sedute!

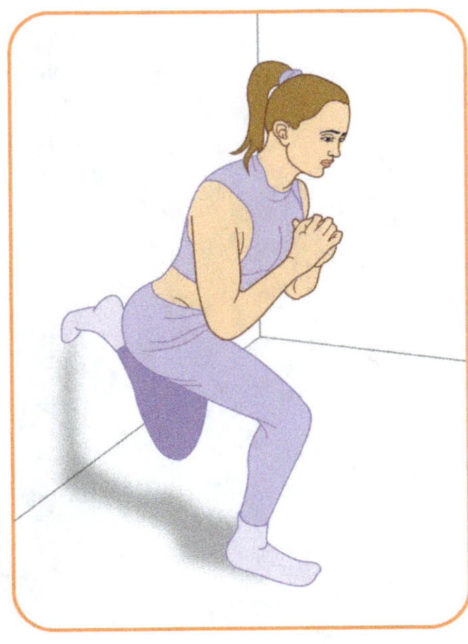

AFFONDO LATERALE

Questo è un eccellente esercizio per migliorare l'atleticismo, la forza e la mobilità dei quadricipiti e dei glutei.

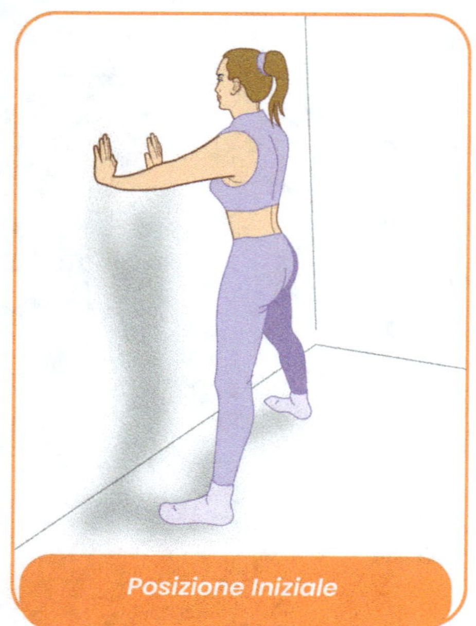

Posizione Iniziale

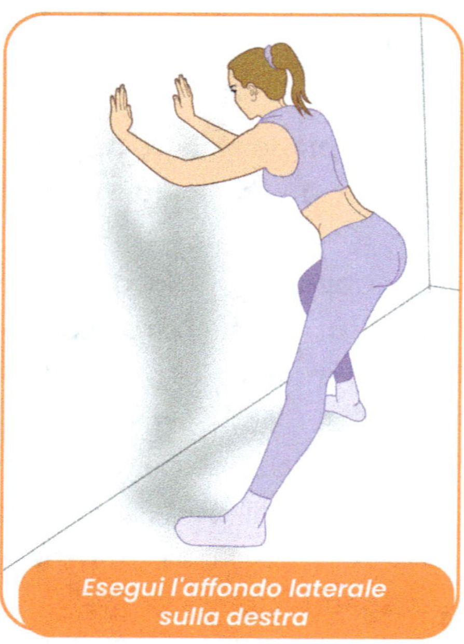

Esegui l'affondo laterale sulla destra

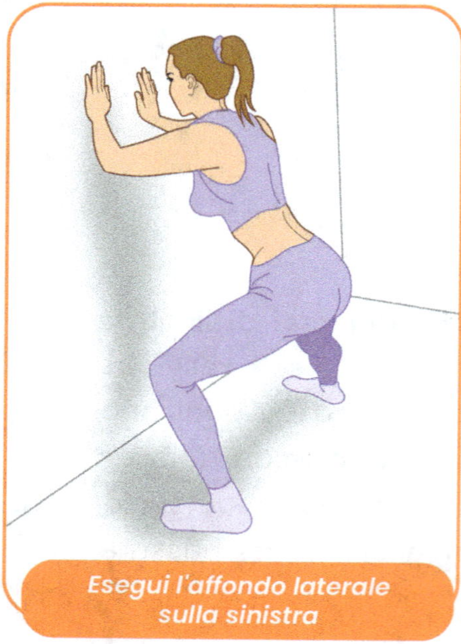

Esegui l'affondo laterale sulla sinistra

Come eseguirlo:

1. Inizia rivolto/a verso il muro con entrambe le mani appoggiate ad esso e le gambe ben divaricate come mostrato.

2. Poi inizia a spostare il corpo verso un lato abbassandoti fino ad avere le cosce quasi parallele al pavimento (rimani un po 'più eretto/a per renderlo più facile nelle prime sedute).

3. Infine, ritorna alla posizione iniziale e fai lo stesso sull'altro lato.

4. Ripeti per il numero di ripetizioni menzionato, alternando i lati.

Nota:

Ti consiglio di mantenere i piedi ben saldi a terra, ti sarà di grande aiuto nell'esecuzione. Oltre a migliorare la forza, se eseguito correttamente, migliorerà anche la mobilità delle caviglie e delle ginocchia.

PONTE UNILATERALE

Un esercizio avanzato a corpo libero per rinforzare e tonificare i tuoi glutei e femorali.

Come eseguirlo:

1. Sdraiati a terra con una gamba appoggiata al muro e l'altra sollevata in aria – vedi la prima immagine.

2. Poi, solleva i glutei da terra il più alto possibile. Idealmente, dovresti formare una linea retta dalle spalle fino al ginocchio nella posizione finale.

3. Mantieni la posizione per 2 secondi e poi ritorna a quella di partenza.

4. Ripeti per il numero di ripetizioni indicato e successivamente fai lo stesso con l'altra gamba.

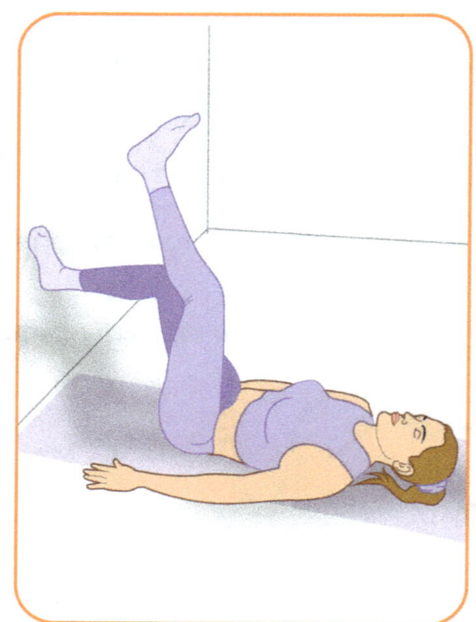

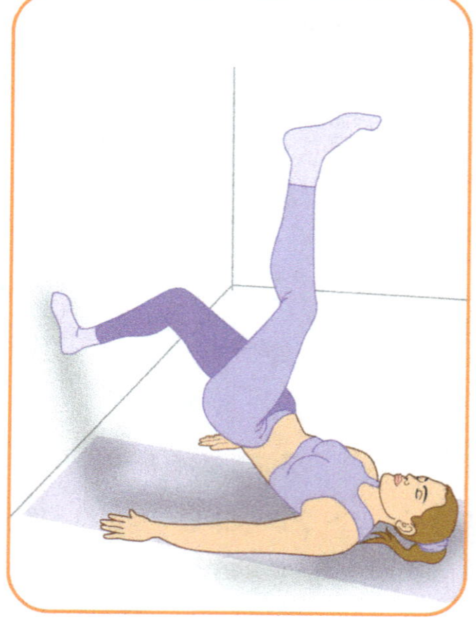

Nota:

Espira quando sollevi i glutei e inspira quando ritorni alla posizione di partenza. Per migliorare la fluidità dell'esercizio, ti suggerisco di mantenere il piede ben fermo sul muro.

ALLUNGAMENTO DELL' ADDUTTORE

Questo esercizio migliorerà la forza e la flessibilità della parte interna della coscia oltre a rinforzare glutei e core.

Come eseguirlo:

1. Sdraiati sul pavimento, solleva i fianchi e appoggia il piede destro sul muro. Tieni la gamba sinistra dritta e puntata verso l'alto. Metti le braccia ai lati del corpo a contatto con il pavimento per avere supporto ed equilibrio.

2. Da lì, muovi la gamba sinistra lateralmente il più lontano possibile, mantenendo i fianchi sollevati. Sentirai un leggero stretching sulla parte interna delle cosce – se senti tirare troppo limita il range di movimento.

3. Poi, torna alla posizione di partenza e ripeti per il numero di ripetizioni indicato.

4. Infine, esegui con l'altra gamba.

Nota:

Per rendere l'esercizio più facile, limita l'ampiezza del movimento. Col tempo, man mano che migliorerai la tua forzae flessibilità, sarai in grado di eseguirlo con facilità.

Per renderlo più difficile/allenante invece, mantieni la posizione di stretching finale per 1 secondo prima di risollevarti.

Se sei molto avanzato/a, considera l'aggiunta di un peso alla caviglia per aumentare il carico.

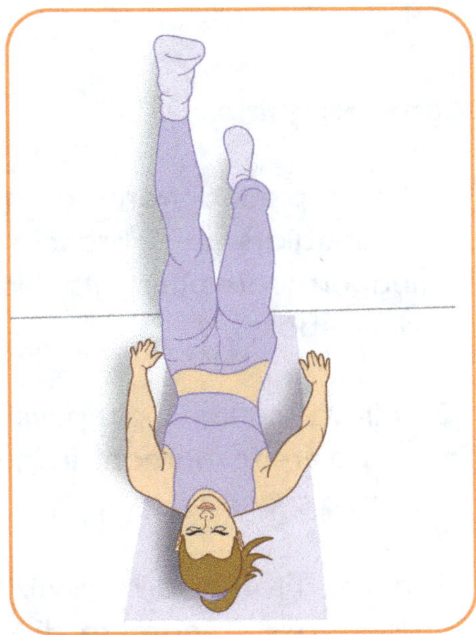

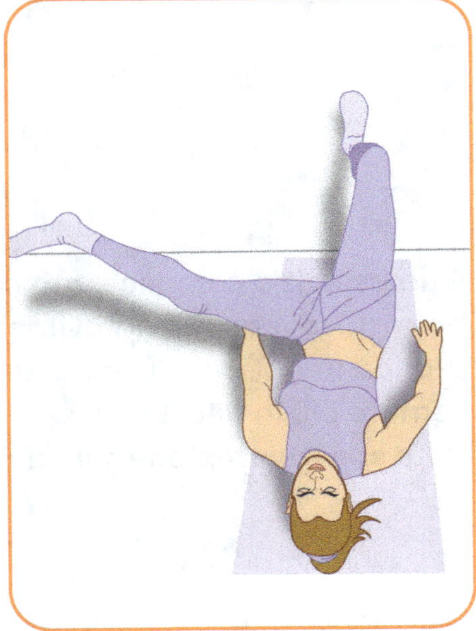

ALZATE DEI POLPACCI

Questo esercizio rafforza caviglia, polpaccio e piede. Eseguirlo a piedi nudi aiuta a prevenire problemi alla fascia plantare e distorsioni alla caviglia.

Come eseguirlo:

1. Stai in piedi di fronte a un muro con le mani appoggiate – braccia dritte e piedi leggermente più stretti rispetto alla larghezza delle spalle.

2. Solleva i talloni il più possibile mantenendo il corpo eretto. Rimani in quella posizione per mezzo secondo.

3. Infine, ritorna alla posizione di partenza e ripeti per il numero di ripetizioni indicato.

Nota:

È un esercizio semplice, ma se non sei abituato, potresti avere un movimento limitato. Con pratica regolare, riuscirai a sollevare i talloni sempre più in alto. Per essere più efficace, spingi forte con l'avampiede sul pavimento.

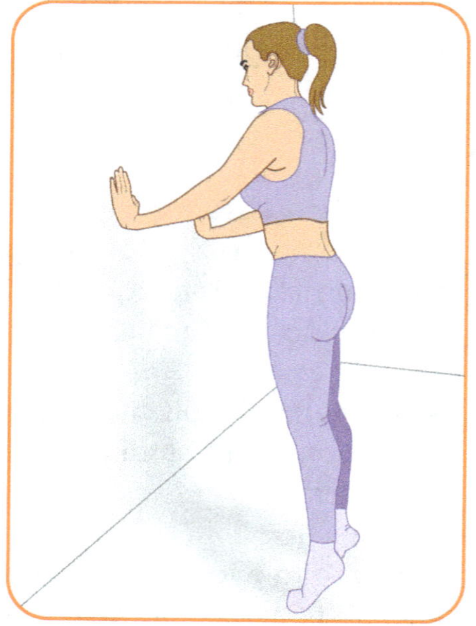

LEG LIFT LATERALE

Un buon esercizio per rinforzare l'inguine e la parte interna delle cosce con un range di movimento limitato.

Come eseguirlo:

1. Inizia sdraiandoti sul pavimento sul lato sinistro, con il piede destro a contatto con il muro.

2. Da qui, come mostrato nelle illustrazioni, solleva la gamba sinistra da terra fino a far quasi toccare i piedi tra loro.

3. Mantieni la posizione per 1 secondo, poi torna alla posizione di partenza e ripeti per il numero di ripetizioni indicato.

4. Infine, cambia lato.

Nota:

Questo movimento, seppur minimo, tonifica efficacemente l'interno coscia. Se è troppo facile, aumenta il tempo di mantenimento da 1 a 3 secondi per ripetizione. È complementare all'"Allungamento dell'Adduttore", rinforzando l'interno coscia in estensione e contrazione massime.

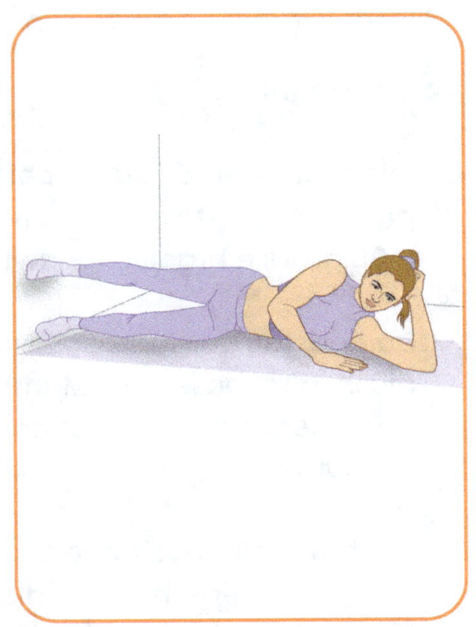

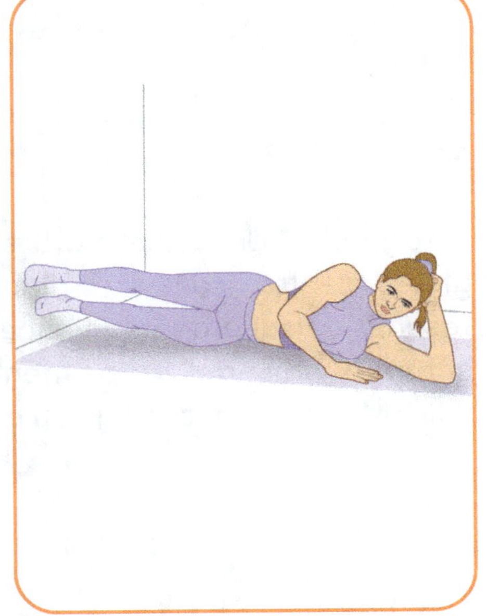

GLUTE BRIDGE

Esercizio fondamentale per lavorare sui glutei, tonificare le cosce e, in misura minore, rinforzare il core.

Come eseguirlo:

1. Inizia sdraiandoti sulla schiena e posizionando i piedi a contatto con il muro - ginocchia piegate a 90 gradi e braccia lungo i lati.

2. Da questa posizione, solleva i fianchi da terra il più in alto possibile. Mantieni quella posizione per 1 secondo. Espira dalla bocca mentre lo esegui.

3. Poi, torna alla posizione di partenza e ripeti per il numero di ripetizioni indicato. Inspira mentre esegui il movimento.

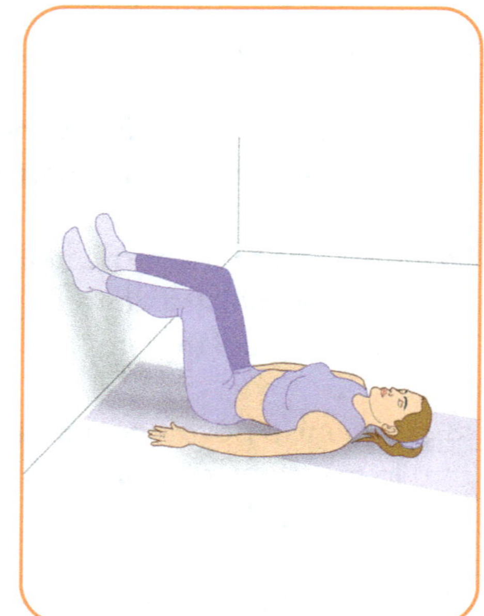

Nota:

Ti suggerirei di concentrarti sulla contrazione dei glutei mentre sollevi i fianchi. Facendo così, l'esercizio risulterà più efficace rispetto al semplice compimento del movimento - concentrarsi sull'"attivare" i muscoli giusti è cruciale!

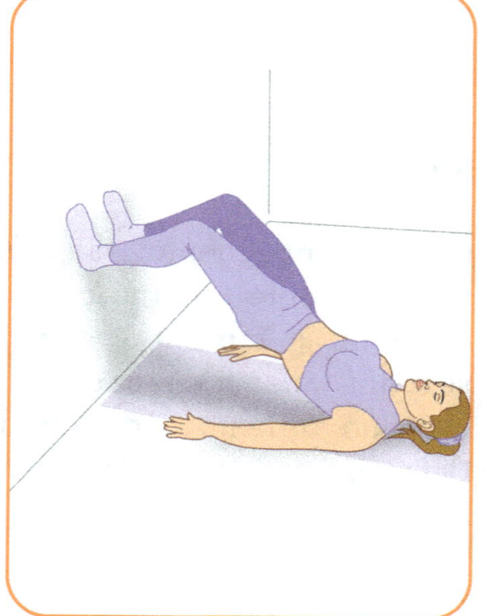

PONTE AL MURO UNILATERALE ASSISTITO

Allena un lato alla volta per allenare più intensamente glutei, bicipiti femorali e adduttori.

Come eseguirlo:

1. Inizia sdraiandoti e posizionando la testa vicino al muro con le mani su di esso per ulteriore assistenza.

2. Piega il ginocchio sinistro con il piede sinistro a contatto con il pavimento. La gamba destra è invece sollevata ed estesa, come mostrato nella prima immagine.

3. Da lì, solleva i fianchi spingendo col piede sinistro sul terreno.

4. Una volta sollevati i fianchi il più in alto possibile, mantieni quella posizione per 1 secondo. Poi, torna alla posizione di partenza e ripeti per le ripetizioni indicate.

5. Infine, esegui con l'altra gamba.

Nota:

Per attivare meglio i glutei, concentra l'attenzione sullo spingere con il tallone mentre sollevi il bacino.

Se hai problemi nell'esecuzione di questo esercizio (o di altri) scrivimi a
avfitness99coaching@gmail.com

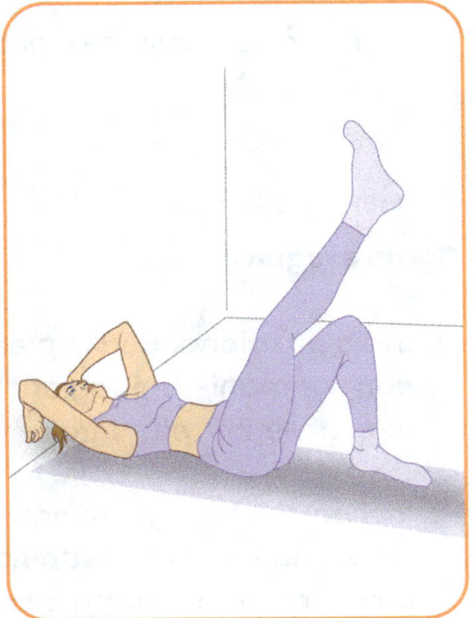

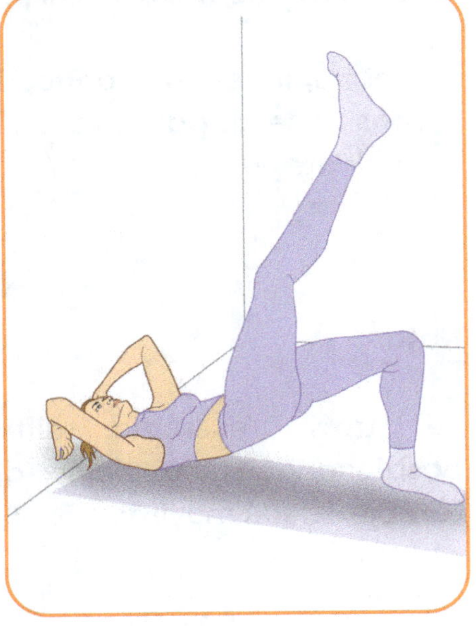

ESERCIZI DI CORE E TONIFICAZIONE GENERALE

PUSH UP AL MURO

Esercizio semplice e di base per lavorare su braccia, spalle, petto e core.

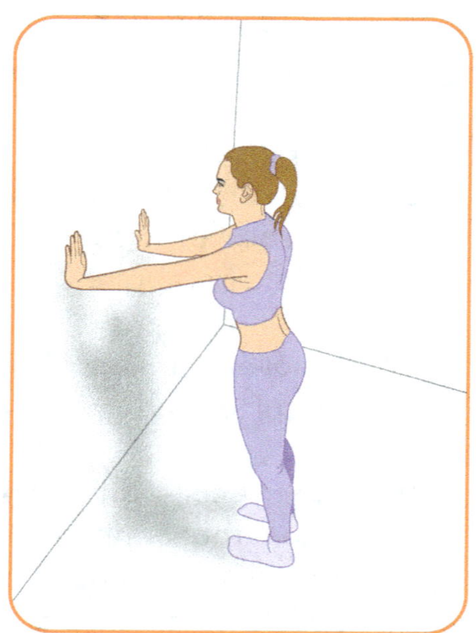

Come eseguirlo:

1. Inizia posizionandoti in piedi di fronte a un muro con le mani appoggiate su di esso. Braccia leggermente più larghe rispetto alle spalle.

2. Inclina il corpo in avanti mantenendo il core attivo, fino a che il petto non è quasi a contatto con il muro – è normale che i talloni si sollevino da terra mentre ti inclini in avanti.

3. Poi, spingendo contro il muro, torna alla posizione di partenza e ripeti per le ripetizioni indicate.

Nota:

Se trovi l'esercizio difficile, puoi iniziare posizionandoti più vicino al muro o limitando l'ampiezza del movimento.

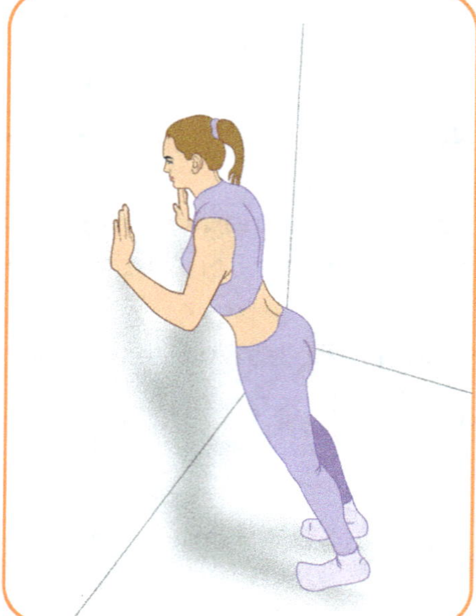

FORBICE

Fantastico esercizio per gli addominali bassi, gli obliqui, oltre a aumentare il tuo benessere fisico generale.

Come eseguirlo:

1. Inizia sdraiandoti con la testa molto vicina al muro e le mani sul muro per assistenza. Tieni le gambe distese a terra per cominciare.

2. Poi, mantenendo la schiena a terra, solleva leggermente la gamba destra da terra e la gamba sinistra verticalmente rispetto al pavimento, come mostrato nella prima immagine.

3. Successivamente, muovi la gamba sinistra verticalmente verso il pavimento e abbassa la gamba destra fino a che quasi tocca il pavimento.

4. Ripeti la sequenza per i secondi indicati.

Nota:

Cerca di tenere la schiena bassa a terra mentre fai l'esercizio. È normale che la bassa schiena si sollevi un po' quando muovi le gambe, ma cerca di non farlo in modo eccessivo. Se la sollevi troppo potresti avere dolori o attivare meno gli addominali. Meglio evitare!

Hai dubbi sull'esecuzione? scrivimi a avfitness99coaching@gmail.com e sarò più che felice di darti feedback personalizzati!

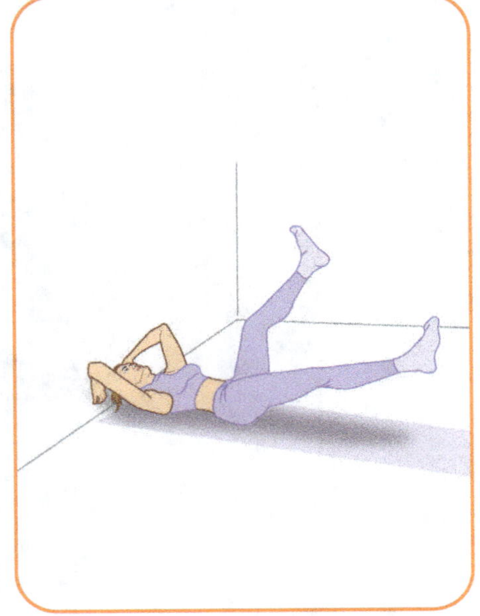

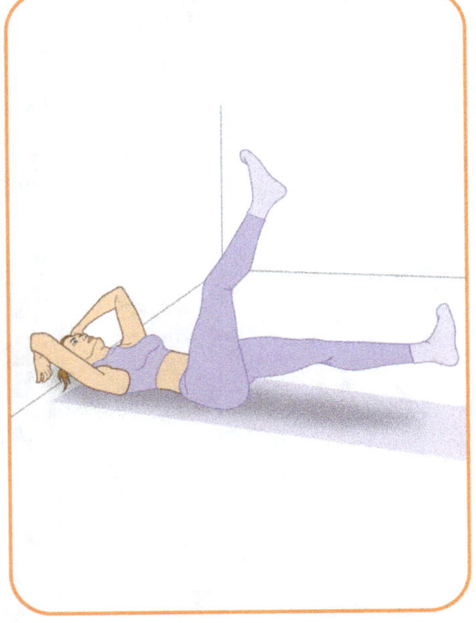

BICICLETTA AL MURO

Ottimo esercizio per lavorare addominali bassi ed obliqui, coinvolgendo anche i quadricipiti.

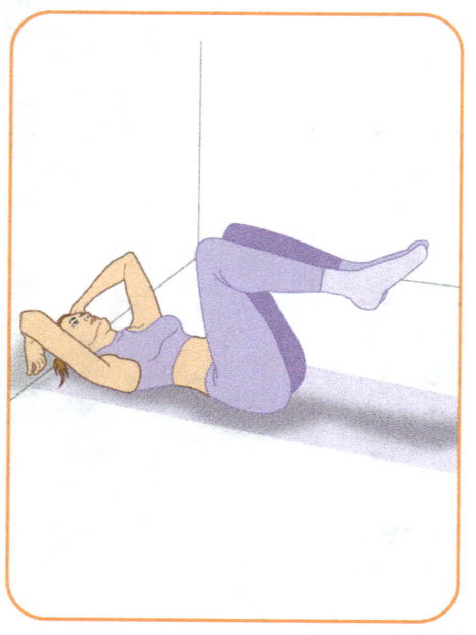
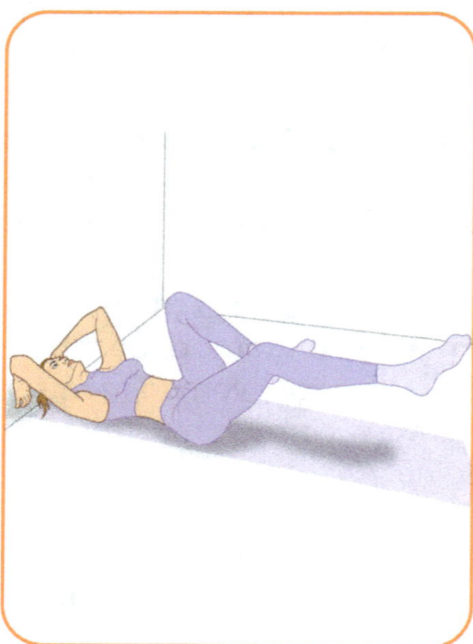
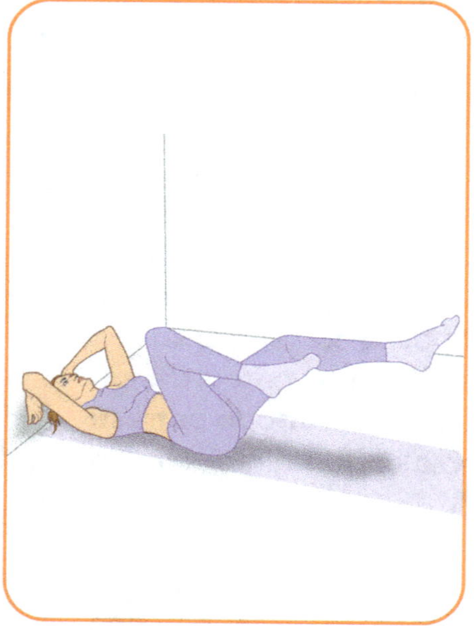

Come eseguirlo:

1. Inizia sdraiandoti sulla schiena con le mani a contatto con il muro e le gambe sollevate con le ginocchia piegate a 90 gradi - vedi la prima immagine.

2. Poi, estendi una gamba mantenendo l'altra piegata, come se stessi pedalando.

3. Continua a ripetere questo movimento per i secondi indicati.

Nota:

Ti suggerirei di farlo lentamente e concentrarti sul sentire i muscoli che si attivano, specialmente le prime volte che lo esegui.

PLANK DINAMICO

Un ottimo esercizio per lavorare il core, le spalle e le cosce (in misura minore).

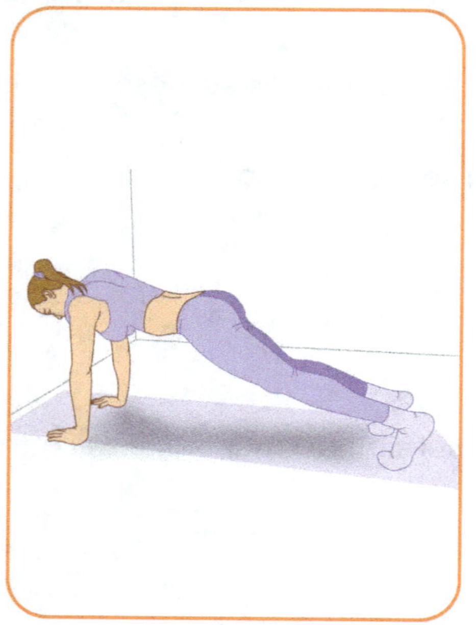
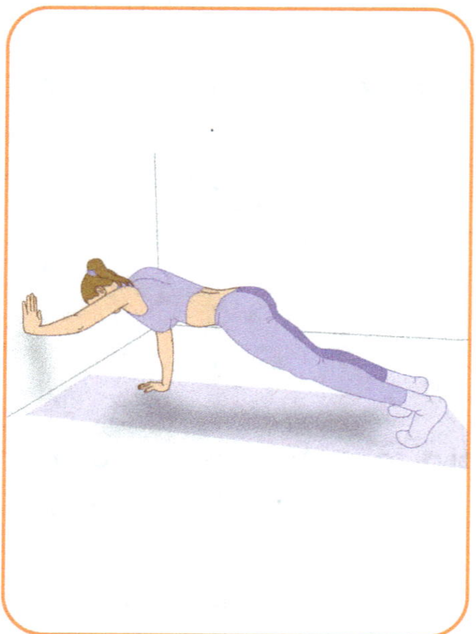
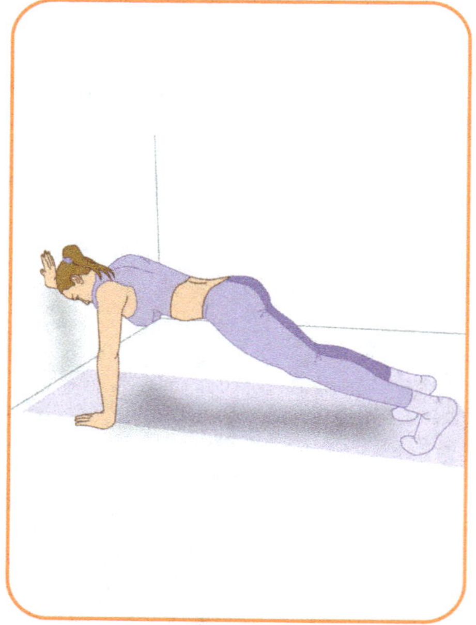

Come eseguirlo:

1. Inizia in posizione di flessione (push-up) con la testa non troppo distante dal muro (considera la lunghezza di un braccio).

2. Solleva il braccio sinistro e appoggialo al muro. Mantieni la posizione per 1 secondo, assicurandoti di non ruotare i fianchi.

3. Poi, torna alla posizione di partenza e ripeti il movimento con il braccio destro.

4. Continua a ripetere la sequenza per il numero di ripetizioni menzionato.

Nota:

Quando vedi "x ripetizioni (alternate)", significa che devi fare un certo numero di ripetizioni con entrambe le parti del corpo coinvolte, alternandole. Ad esempio, se devi fare 10 ripetizioni, farai 5 ripetizioni con il braccio destro che tocca il muro e 5 con il braccio sinistro. Assicurati di alternarle: una ripetizione a sinistra, una a destra, e così via.

FLESSIONI PER TRICIPITI AL MURO

Questo esercizio coinvolge i tricipiti, le spalle e il petto. Può sembrare semplice, ma è molto efficace nel migliorare la forza della parte superiore del corpo e nell'acquisire consapevolezza del proprio corpo.

Come eseguirlo:

1. Posizionati di fronte al muro, mantenendoti abbastanza distante da esso per poter estendere le braccia e inclinati leggermente in avanti.

2. Da qui, mantenendo i piedi a terra, inclina il corpo verso il muro appoggiando l'avambraccio contro di esso – vedi la seconda immagine.

3. Poi, torna alla posizione di partenza e ripeti la sequenza per il numero di ripetizioni menzionato.

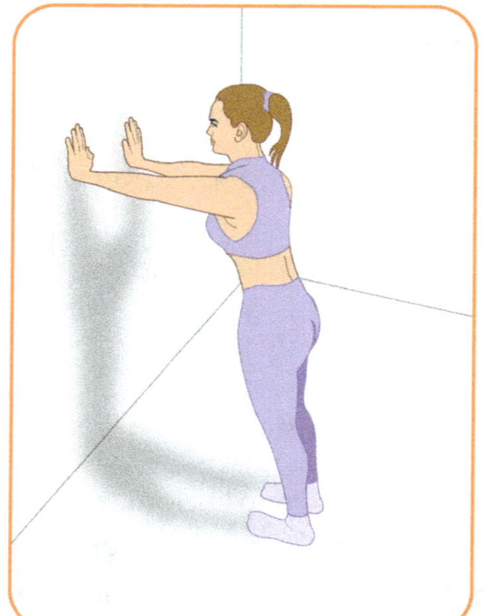

Nota:

Durante l'esercizio, assicurati di non allargare i gomiti, specialmente quando torni alla posizione di partenza, per lavorare efficacemente sui tricipiti. Mantienili allineati con le spalle. Esegui le ripetizioni come indicato nella routine. È consigliato fare la fase in cui allunghi lentamente (2 secondi) e quella in cui ritorni più velocemente (1 secondo).

Hai dubbi sulla tua esecuzione? scrivimi e sentiti libera/o di mandare il tuo video esecuzione dell'esercizio a aviftness99coaching@gmail.com – sarò più che contento di valutare la tua esecuzione e aiutarti nell'eseguire il movimento con forma perfetta!

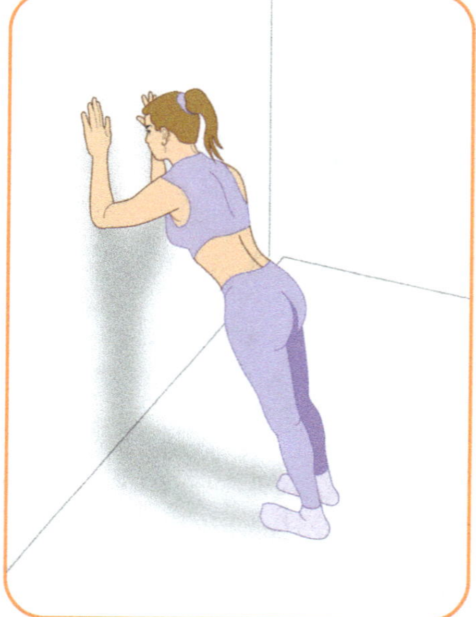

PIEGAMENTI COBRA

Il push-up semplificato con il supporto del muro è ottimo per allenare le braccia, le spalle e il core, e può migliorare la mobilità del bacino.

Come eseguirlo:

1. Posizionati con le braccia distese sotto le spalle e leggermente più larghe rispetto alla loro larghezza. Appoggia il dorso dei piedi al muro e mantieni le ginocchia a contatto con il pavimento, come illustrato nell'immagine.

2. Da qui, inspira mentre ti abbassi fino a che il petto non si trova tra le mani e a pochi centimetri dal pavimento.

3. Infine, spingi il pavimento con le mani e torna alla posizione di partenza. Espira mentre torni in posizione iniziale.

4. Ripeti per il numero di ripetizioni specificato.

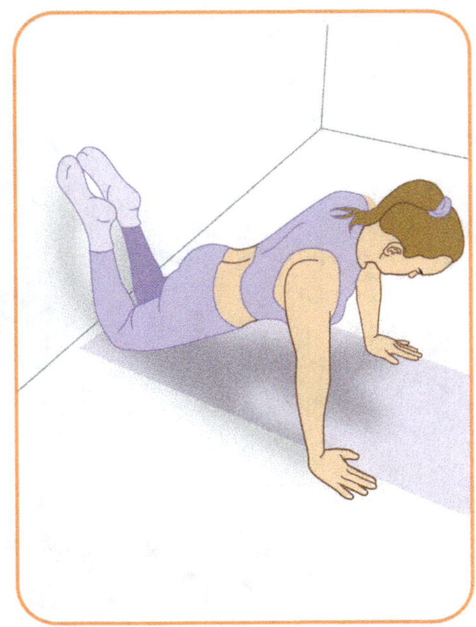

Nota:

Se trovi difficile eseguire gli esercizi che coinvolgono la parte superiore del corpo, come i push-up, prova a concentrarti su "spingere via il pavimento", anziché pensare a spingerti su. Questo piccolo trucco ha aiutato molte persone a migliorare!

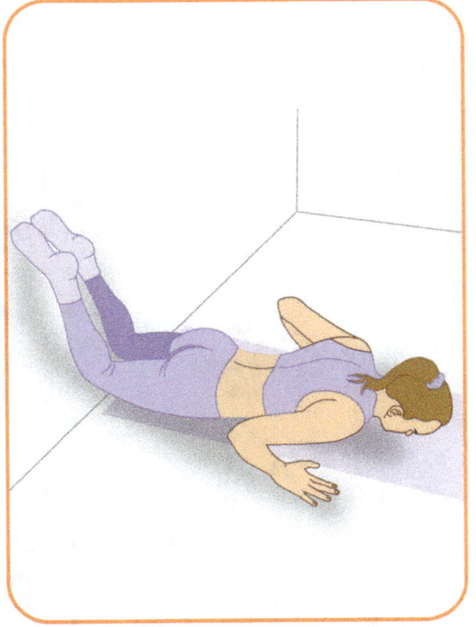

COBRA PLANK AVANZATO

Forza della parte superiore del corpo + flessibilità della parte inferiore... un mix che solo gli esercizi di Pilates al Muro possono offrirti!

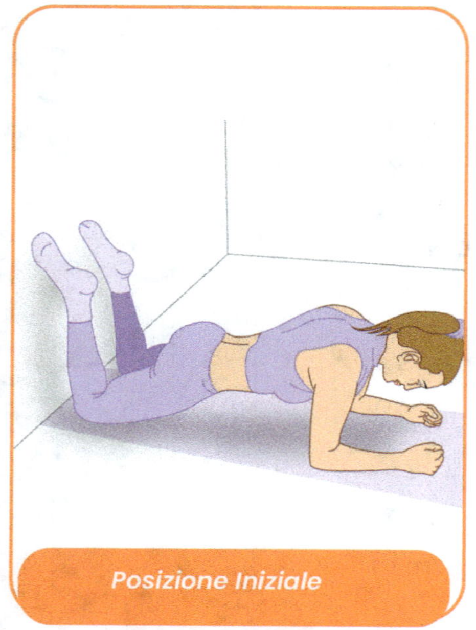

Posizione Iniziale

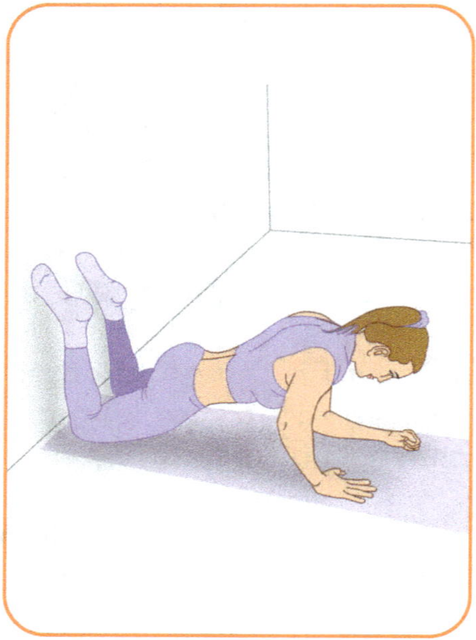

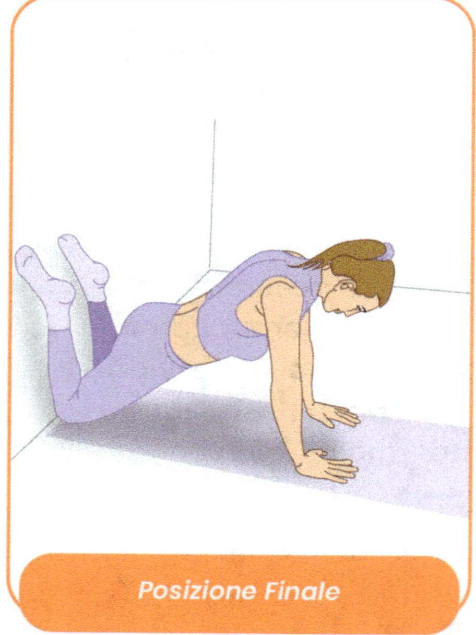

Posizione Finale

Come eseguirlo:

1. Assumi una posizione di plank con le ginocchia a terra ed i piedi contro il muro, come mostrato nell'immagine.

2. Da qui, dovrai sollevare entrambe le braccia fino a finire in una posizione di plank con le braccia dritte – i passaggi sono mostrati nelle due immagini successive.

3. Poi, torna alla posizione di partenza e ripeti per il numero di ripetizioni menzionato.

Nota:

Noterai che durante questo esercizio, un braccio farà la maggior parte del lavoro. Nella routine sarà indicato: "x ripetizioni con il braccio sinistro + x ripetizioni con il braccio destro". In questo modo, ti assicurerai di lavorare entrambi i lati..

RUSSIAN TWIST

Ottimi esercizi di rafforzamento del core che migliorano la stabilità e tonificano la zona addominale.

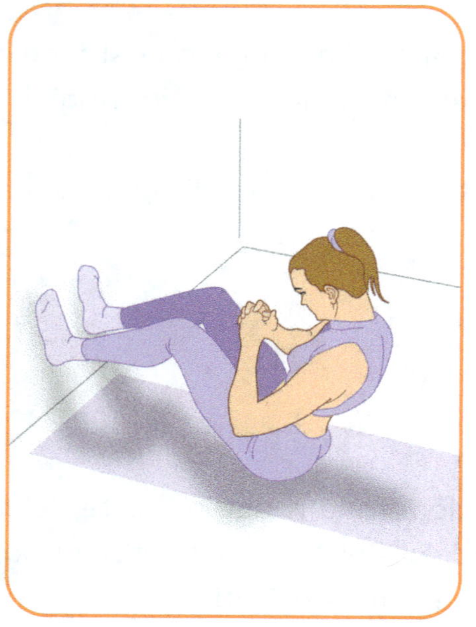
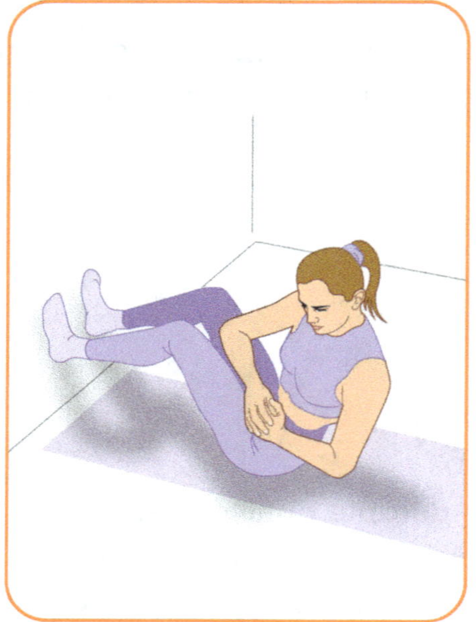
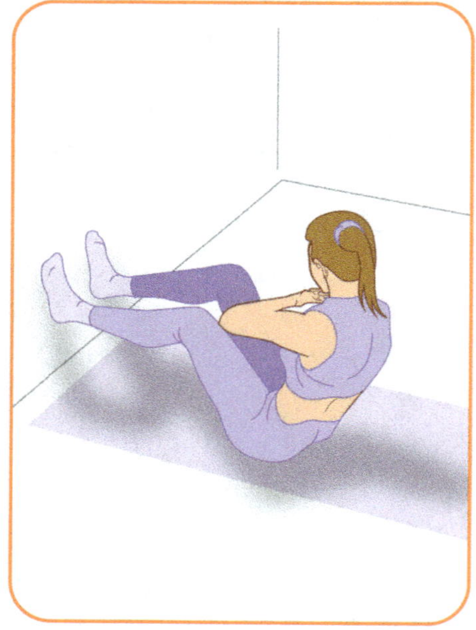

Come eseguirlo:

1. Siediti sul pavimento (se hai un tappetino ancora meglio!) con i piedi sollevati contro il muro – piega leggermente le gambe come mostrato.

2. Tieni le mani insieme e ruota il core da un lato il più possibile mantenendo la schiena dritta. Mantieni la posizione per mezzo secondo ed espira.

3. Poi, esegui dall'altro lato e ripeti questo movimento per il numero di ripetizioni menzionato, alternando i lati.

Nota:

Ti suggerisco di concentrarti nel mantenere la schiena dritta e controllare il movimento mentre si gira il busto, poiché aiuta a coinvolgere correttamente il core.

LEG RAISES

Un esercizio per il core molto famoso, ottimo per rafforzarlo con un focus speciale sulla parte inferiore.

Come eseguirlo:

1. Inizia sdraiandoti a terra con le mani che toccano il muro e le gambe distese leggermente sollevate dal tappetino, come mostrato nella prima immagine.

2. Mantieni la schiena a terra e solleva le gambe verticalmente rispetto al pavimento.

3. Abbassa lentamente le gambe tornando alla posizione di partenza - mantieni la parte bassa della schiena a terra.

4. Ripeti questo movimento per il numero di ripetizioni menzionato.

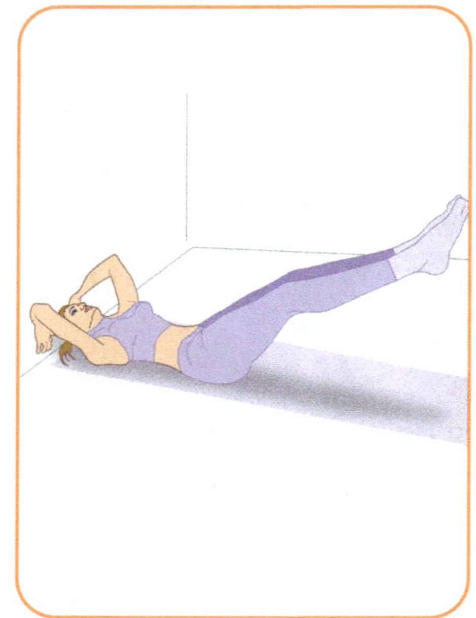

Nota:

La fase concentrica (salendo) dovrebbe durare circa 1 secondo, mentre la fase eccentrica (scendendo) dovrebbe durare circa 2-3 secondi. Ricorda di tenere le gambe dritte o leggermente piegate per concentrarti sui muscoli addominali e non sulle gambe. Assicurati anche che la parte bassa della schiena rimanga a terra durante l'esercizio per ottenere i migliori risultati.

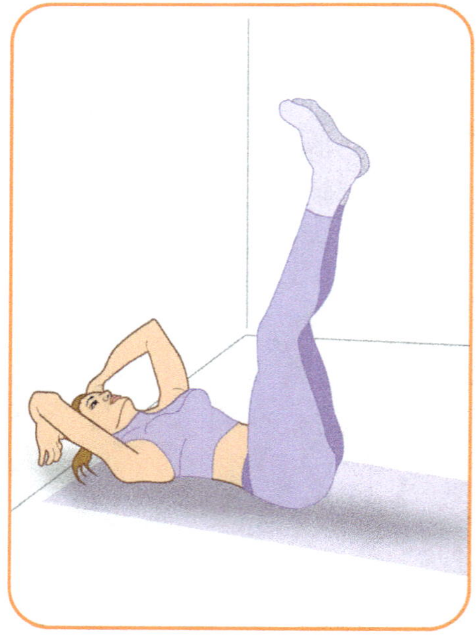

CRUNCH A BRACCIA TESE

Il crunch con braccia tese è un esercizio molto specifico, particolarmente indicato per la parte superiore dell'addome. Aiuta a rafforzare il core in maniera complementare rispetto ad esercizi come "Forbice" o "Leg Raises"

Come eseguirlo:

1. Trova una posizione comoda con la schiena a terra, le gambe piegate a circa 90°, le braccia dritte sopra la testa sul tappetino e i piedi contro il muro come mostrato.

2. Mantieni la posizione delle gambe e alza simultaneamente le braccia verso il muro, sollevando la parte superiore della schiena – mantieni mezzo secondo di contrazione ed espira mentre esegui questo movimento.

3. Torna alla posizione di partenza (inspira col naso) ed esegui l'esercizio per il numero di ripetizioni specificato.

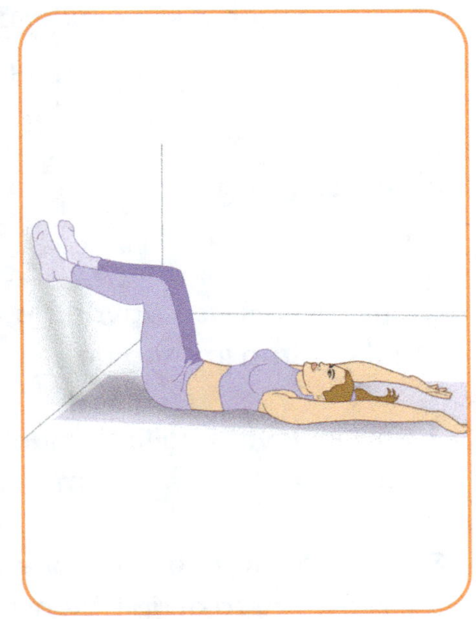

Nota:

La fase eccentrica (discesa) dovrebbe essere più lenta di quella concentrica (salita). Le tue gambe non dovrebbero muoversi affatto. Se eseguito correttamente, sentirai una sensazione di bruciore negli addominali durante l'esecuzione. Mantieni sempre la parte bassa della schiena a terra.

Le istruzioni sulla respirazione sono qui per aiutarti. Se all'inizio ti sembra troppo da ricordare, mettile momentaneamente da parte e focalizzati sull'esecuzione degli esercizi. Con il tempo, potrai concentrarti anche sul controllo del respiro.

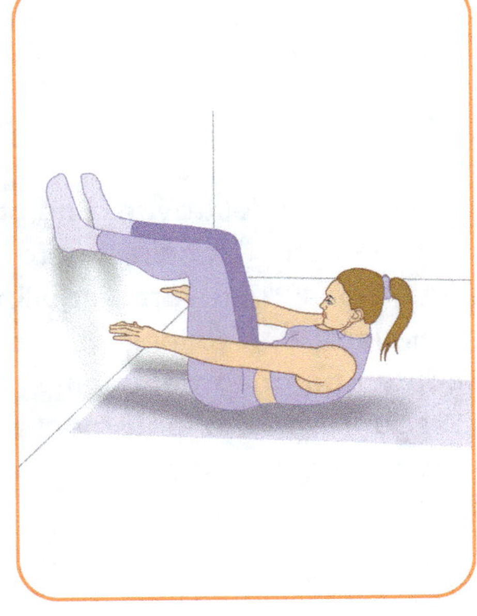

ESERCIZI FULL BODY

STELLA AL MURO

Questo esercizio è ottimo per migliorare la coordinazione, la forza delle gambe, la postura e la mobilità delle spalle, e anche per lavorare sull'equilibrio.

Come eseguirlo:

1. Inizia dalla posizione di Sedia al Muro con le braccia distese davanti a te, come mostrato nella prima immagine.

2. Poi, solleva i talloni mentre apri le braccia estendendole verso il muro.

3. Infine, torna alla posizione di partenza e ripeti per il numero di ripetizioni menzionato.

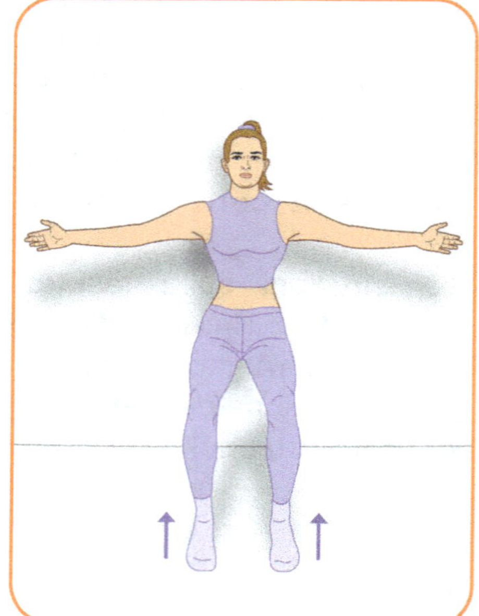

Nota:

Concentrati nel trovare una posizione di partenza comoda che ti faccia sentire i quadricipiti. Presta attenzione a trovare l'equilibrio necessario per sollevare i talloni e aprire le braccia contemporaneamente.
Esegui l'esercizio lentamente e con controllo per massimizzare l'efficacia.

Hey! Come procede?

Ricordati che per qualsiasi dubbio o assistenza puoi scrivermi a avfitness99coaching@gmail.com oppure utilizzare questo QR Code

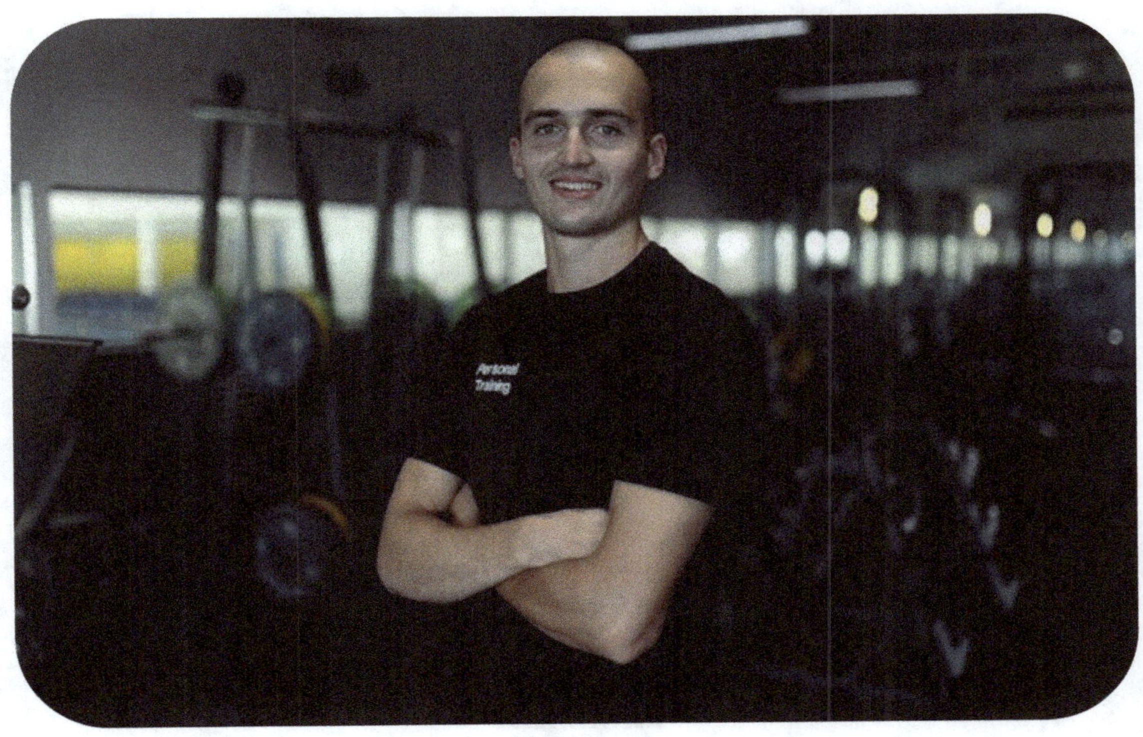

SCALATA AL MURO

Questo esercizio è uno dei più impegnativi e completi nel libro. Ti aiuta a rinforzare il core, tonificare sia la parte superiore che inferiore del corpo e migliorare la coordinazione. Inoltre, sviluppa la forza, l'equilibrio e l'armonia generale del corpo.

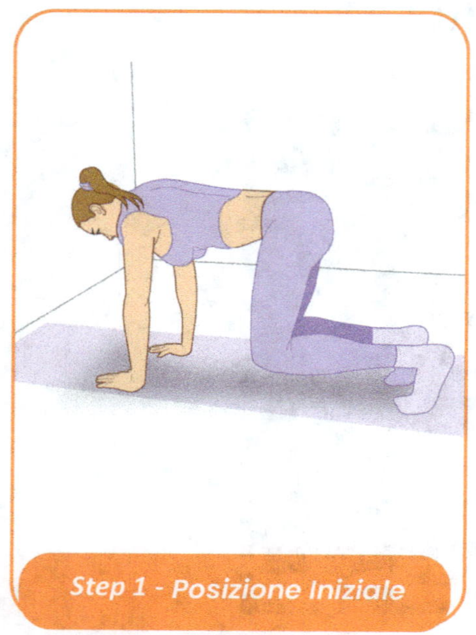

Step 1 - Posizione Iniziale

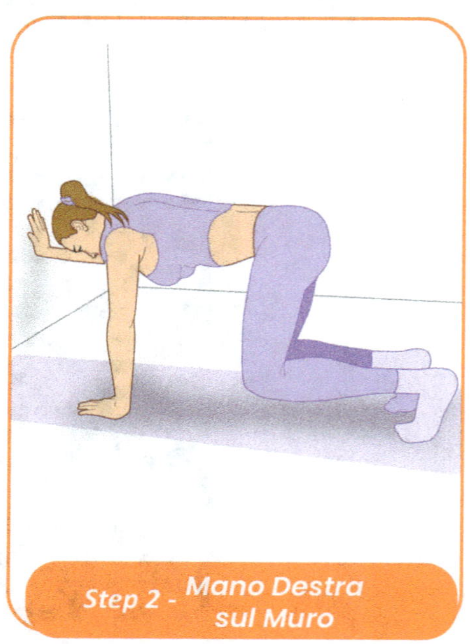

Step 2 - Mano Destra sul Muro

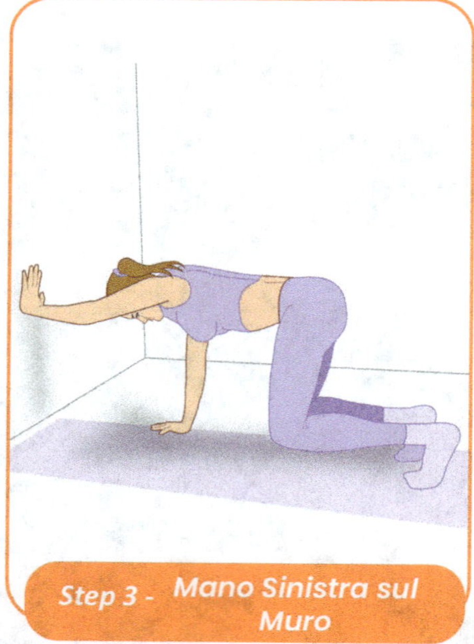

Step 3 - Mano Sinistra sul Muro

Come eseguirlo:

1. Inizia in posizione a quattro zampe come mostrato nella prima immagine (braccia distese sotto le spalle e ginocchia leggermente sollevate). Dovresti essere abbastanza vicino al muro.

2. Rimani nella stessa posizione mentre muovi un braccio contro il muro. Esegui il movimento lentamente e mantieni il tuo equilibrio.

3. Torna alla posizione di partenza e ripeti con l'altro braccio.

4. Esegui l'esercizio per il numero di ripetizioni menzionato, alternando i lati.

Nota:

Ricorda di tenere sempre attivo il tuo core, questo ti aiuterà a mantenere una buona postura durante l'esercizio e a conservare l'equilibrio mentre muovi le braccia verso il muro. Vai piano, controlla i movimenti e non affrettare le ripetizioni.

PIEGAMENTO AL MURO INSTABILE

Un'ottima combinazione che coinvolge sia la parte superiore che inferiore del corpo. Richiede anche molta concentrazione ed equilibrio.

Come eseguirlo:

1. Inizia in piedi con le mani contro il muro e bilanciandoti solo sull'avampiede destro. Il tallone destro e la gamba sinistra sono sollevati da terra, come mostrato.

2. Da lì, esegui semplicemente una flessione, spingendoti contro il muro e poi ritorna alla posizione iniziale con le braccia dritte.

3. Ripeti per il numero di ripetizioni menzionato. Poi, cambia lato (questo significa fare le flessioni bilanciandoti sulla gamba sinistra).

Nota:

Se è troppo difficile, puoi iniziare semplicemente bilanciandoti su un piede col tallone a terra. Col tempo, diventerai più a tuo agio con la versione mostrata. Assicurati di continuare a respirare mentre esegui l'esercizio. Evita di trattenere il respiro.

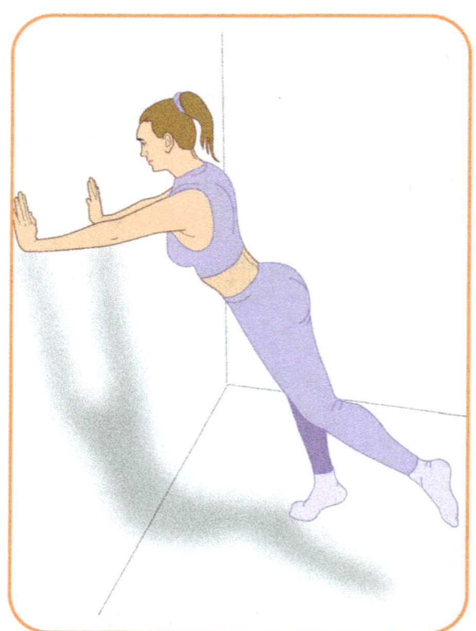

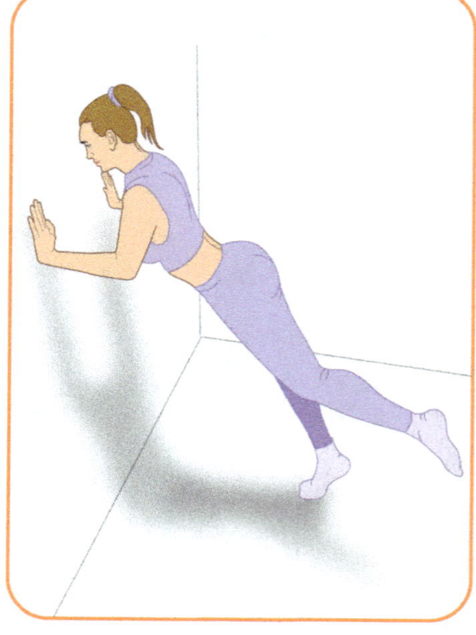

KICK BACK + KNEE RAISE AVANZATO

Un'ottima combinazione che aumenterà la frequenza cardiaca mentre tonifica i muscoli della parte inferiore del corpo, inclusi glutei e polpacci, migliorando anche la forza dei piedi!

Come eseguirlo:

1. Inizia in piedi con le mani a contatto con il muro, le braccia dritte. Da qui, rimani in equilibrio sull'avampiede sinistro (solleva la gamba destra all'indietro così come il tallone sinistro).

2. Poi, senza lasciare che il tallone sinistro tocchi il suolo, porta il ginocchio destro verso il petto e incurva anche la schiena – Sentirai uno stiramento nella parte superiore della schiena se sei abbastanza rigido in quella zona.

3. Continua a ripetere la sequenza per il numero di ripetizioni menzionato. Poi, ripeti dall'altro lato.

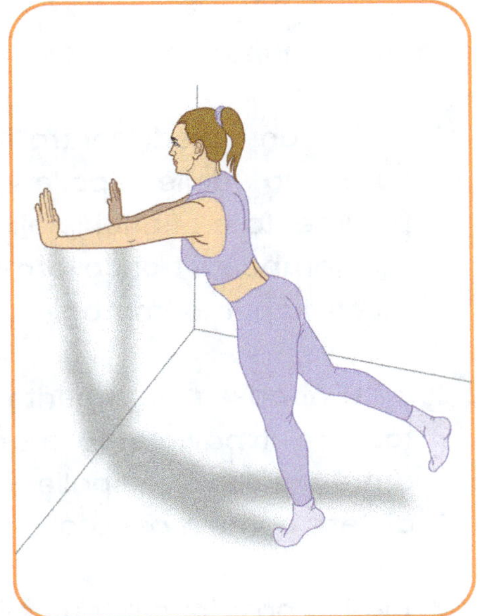

Nota:

Questo movimento dinamico potrebbe richiedere un po' di coordinazione ed equilibrio da padroneggiare inizialmente. Potresti trovare difficile, durante la tua prima sessione, eseguire correttamente il movimento e rimanere in equilibrio sulle punte dei piedi. Tuttavia, con la pratica nel tempo, diventerà più facile, te lo prometto!

Se troppo difficile prova a farlo con l'intera superficie del piede a contatto col terreno invece di avere solo l'avampiede a contatto.

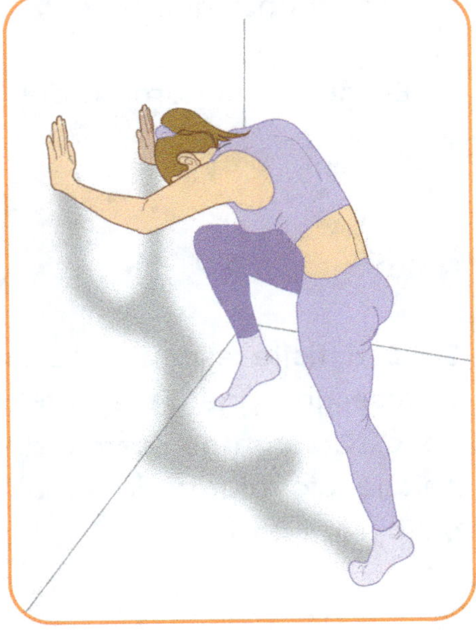

DOWNWARD DOG

Questo esercizio lavora il tuo core, le cosce e le spalle, oltre ad allungare la colonna vertebrale e a distendere i bicipiti femorali.

Come eseguirlo:

1. Inizia con i piedi contro il muro, le mani alla larghezza delle spalle a contatto con il pavimento e i fianchi sollevati in modo che le tue gambe e il tronco formino una V rovesciata – Vedi la prima immagine.

2. Da lì, abbassa lentamente i fianchi fino a quasi toccare il pavimento mantenendo le gambe dritte e solleva le spalle – mantieni le braccia distese come mostrato.

3. Tieni la posizione per un secondo o due e ripeti la sequenza dall'inizio.

4. Esegui per il numero di ripetizioni menzionato.

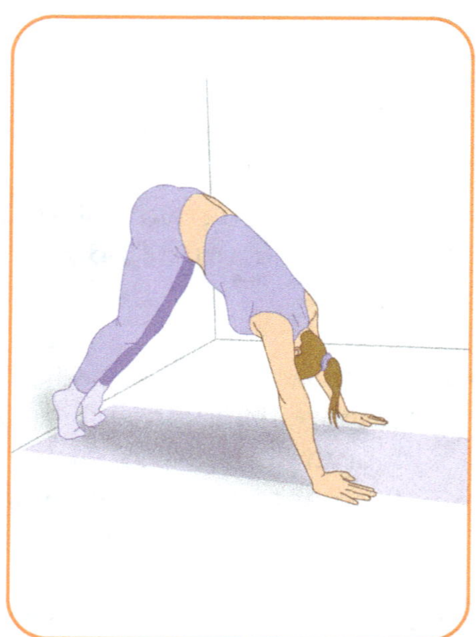

Nota:

Se è difficile eseguire l'esercizio con le gambe distese, un leggero piegamento delle ginocchia va bene. Col tempo, cerca di mantenerle distese, poiché ciò aiuterà a tenere in allungamento i bicipiti femorali.

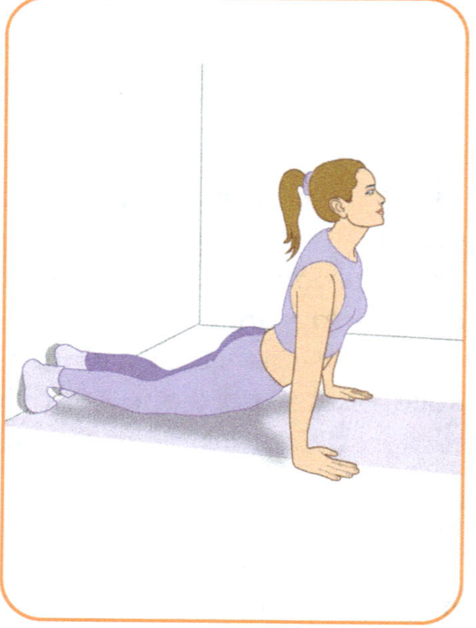

SEDIA AL MURO +
PIEGAMENTO LATERALE

Un'ottima combinazione per tonificare le gambe e gli addominali laterali, oltre a lavorare sulla mobilità della colonna vertebrale.

Come eseguirlo:

1. Inizia in posizione di Sedia al Muro con le ginocchia piegate approssimativamente a 90°, con la mano destra dietro la testa e il braccio sinistro al fianco.

2. Da qui, mantenendo ferme le gambe, piegati quanto più è confortevole verso il lato sinistro. Esegui in maniera lenta e controllata.

3. Poi, torna alla posizione di partenza e ripeti per il numero di ripetizioni menzionato. Infine esegui dall'altro lato.

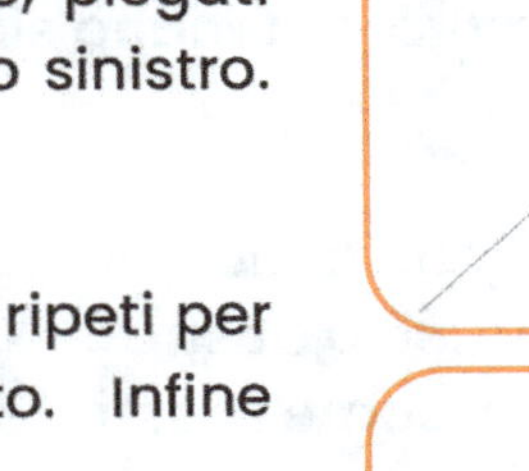

Nota:

Se sei un principiante e trovi questo esercizio difficile, non portare le cosce parallele al pavimento, ma un po' più in alto. In questo modo l'esercizio sarà più facile da eseguire.

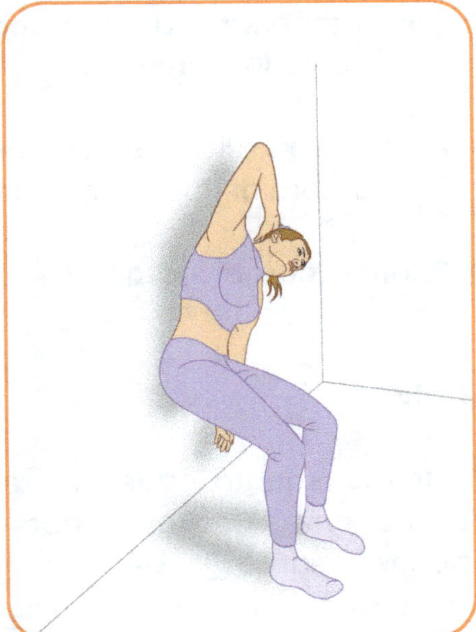

PONTE A GAMBE TESE + ROTAZIONE

Questo è un movimento a corpo intero che coinvolgerà molti muscoli, dai glutei, alle cosce, alla schiena e alle spalle.

Come eseguirlo:

1. Inizia seduto/a con le gambe distese e divaricate. Posiziona i piedi a contatto con il muro. Mantieni il busto eretto, con la mano destra sulla coscia destra e la mano sinistra di lato per mantenere l'equilibrio, come mostrato nella prima illustrazione.

2. Successivamente, solleva i fianchi mantenendo i talloni a contatto con il pavimento, le piante dei piedi appoggiate al muro e la mano sinistra sul pavimento.

3. Mentre esegui questo gesto ruota il busto verso il lato sinistro e alza il braccio destro mantenendolo disteso, come mostrato nella seconda immagine

4. Poi, torna alla posizione di partenza e ripeti per il numero di ripetizioni menzionato.

5. Infine, cambia lato.

Nota:

È un movimento leggermente complicato, ma sono sicuro che riuscirai a padroneggiarlo già dopo poche sedute – Se così non fosse scrivimi a avfitness99coaching@gmail.com. Ti darò consigli personalizzati per capire come migliorare la tua esecuzione.

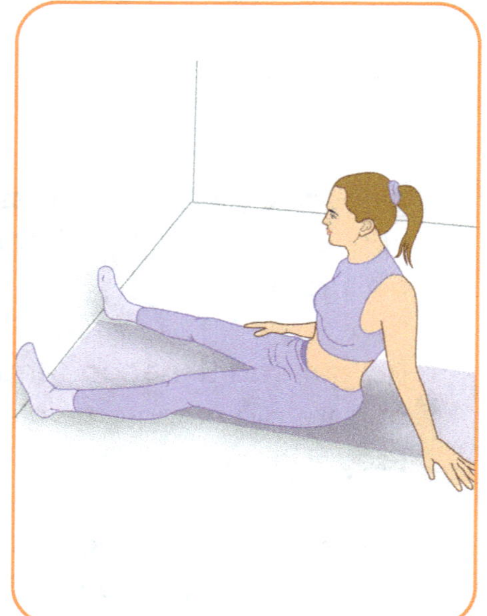

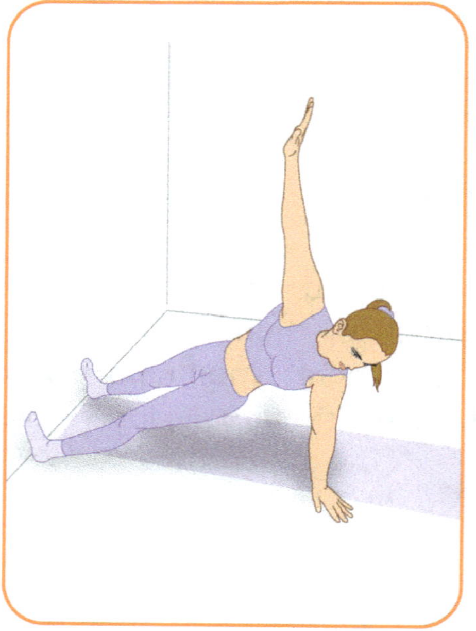

PLANK A STELLA AVANZATO

Questo è un esercizio avanzato che richiede una buona forza del core, così come coordinazione ed equilibrio. Probabilmente uno degli esercizi più avanzati.

Come eseguirlo:

1. Inizia in posizione di plank laterale con i piedi a terra e il braccio sinistro teso, come mostrato nella prima immagine.

2. Poi, mantenendo la posizione, porta il ginocchio destro in avanti, come se volessi portarlo verso il petto.

3. Fai una pausa di un secondo, poi torna alla posizione di partenza. Ripeti per il numero di ripetizioni menzionato. Infine cambia lato.

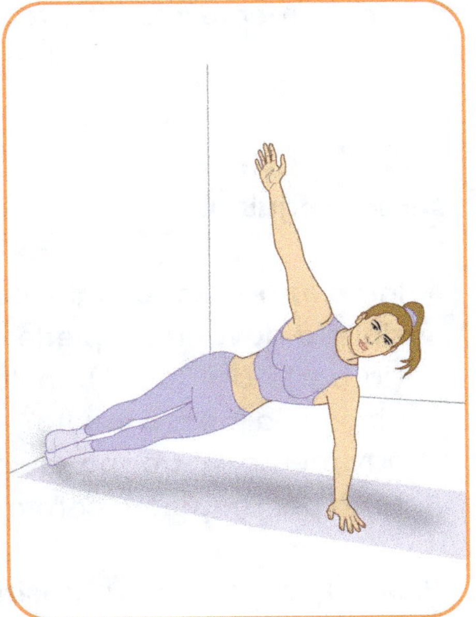

Nota:

Per renderlo più facile all'inizio, fallo lentamente. Se ancora risulta difficile, esegui solamente il plank laterale. Una volta che sarai in grado di eseguirlo senza problemi, sarai pronto/a per progredire nella versione più avanzata nel giro di qualche seduta.

Per rendere l'esercizio più difficile, puoi mantenere il ginocchio sollevato per 2 o 3 secondi invece di 1.

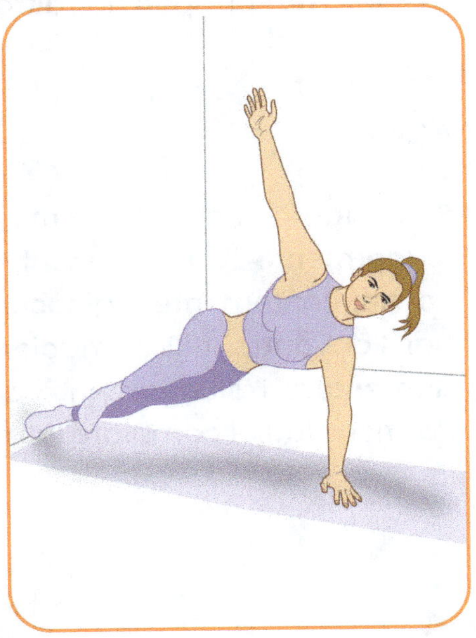

ESERCIZI DI DEFATICAMENTO

ALLUNGAMENTO DEI FLESSORI DELL'ANCA

Questo esercizio aiuta a distendere la parte anteriore delle cosce, il che è particolarmente importante se passi molte ore seduto/a, causando la contrazione e l'indurimento di questo muscolo.

Come eseguirlo:

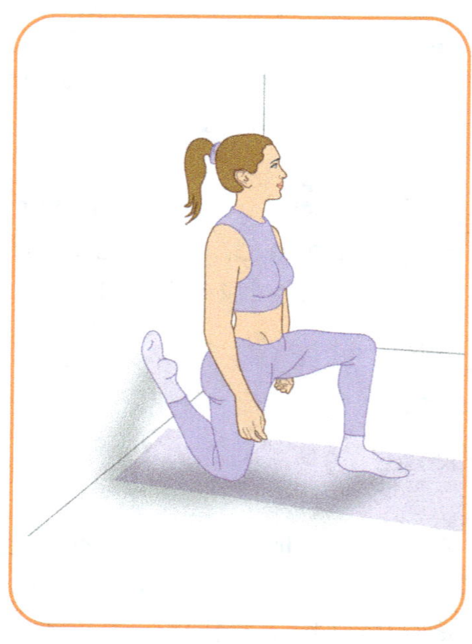

1. Inizia in posizione inginocchiata con la gamba sinistra davanti e il piede destro contro il muro (la parte dei "lacci"). Inoltre, prova a tenere il ginocchio destro molto vicino al muro (se il pavimento è troppo duro, metti un cuscino sotto per maggiore comfort).

2. Da lì, mantieni la posizione per i secondi indicati. Poi, ripeti dall'altro lato.

Nota:

Se desideri un allungamento più profondo, sposta leggermente i fianchi in avanti (e conseguentemente il ginocchio della gamba che hai davanti, nell'immagine la sinistra) per aumentare l'allungamento del flessore dell'anca. Poi, ricordati di cambiare lato.

ALLUNGAMENTO DEI POLPACCI

Un buon esercizio da fare alla fine di ogni sessione. Lavorerai molto su polpacci e caviglie nella maggior parte degli esercizi. Se non fai dello stretching, potresti sentirle rigide e meno elastiche. Dedicare qualche secondo per ciascun lato sarà sufficiente.

Come eseguirlo:

1. Stai in piedi accanto a un muro con le mani appoggiate su di esso. Estendi la gamba sinistra all'indietro mantenendo il tallone sinistro a terra. Piega leggermente il ginocchio destro.

2. Sentirai un leggero stretching sul polpaccio sinistro (e possibilmente anche sulla parte posteriore della coscia).

3. Mantieni la posizione per i secondi indicati, poi ripeti dall'altro lato.

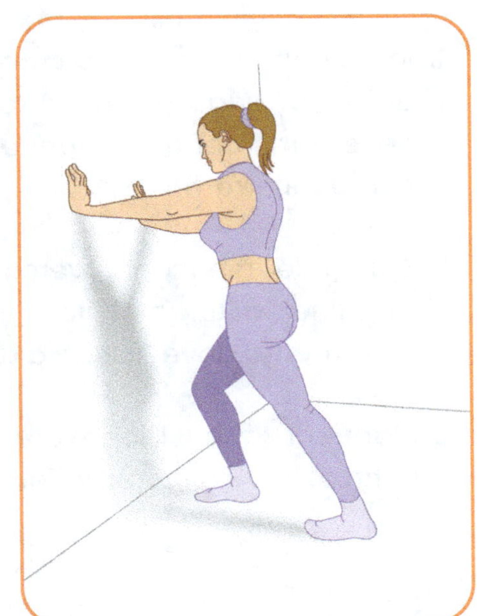

Nota:

Se non senti alcuna sensazione replicando l'illustrazione, prova a spostare leggermente più indietro la gamba posteriore, mantenendo il tallone a terra.

ALLUNGAMENTO DEGLI ADDUTTORI

Un buon esercizio di allungamento per la parte interna delle cosce e l'inguine, che aiuta anche la mobilità dell'anca.

Come eseguirlo:

1. Inizia con la schiena contro il muro e le piante dei piedi una contro l'altra – usa le mani se necessario per tenere unite le piante dei piedi, come mostrato.

2. Spingi le ginocchia verso l'esterno. Sentirai l'inguine allungarsi leggermente. Ferma il movimento dove ti senti a tuo agio.

3. Mantieni la posizione per i secondi indicati, continuando a respirare dolcemente.

Nota:

All'inizio, potresti non essere in grado di allungare l'inguine come mostrato. Fai quello che puoi e col tempo migliorerai fino a toccare il pavimento con le ginocchia!

BRACCIA AL MURO

Questo esercizio aiuta a migliorare la postura. È molto utile se rimani seduto per lunghi periodi e vuoi evitare una postura scorretta.

Come eseguirlo:

1. Siediti per terra con la schiena a contatto col muro.

2. Alza le braccia fino ad essere parallele al suolo, poi piega i gomiti in modo che gli avambracci siano verticali rispetto al pavimento, come mostrato.

3. Mantieni per i secondi indicati – Ricorda di respirare lentamente mentre rimani in questa posizione.

Nota:

Alcune persone istintivamente contraggono la parte superiore della schiena e le spalle quando assumono questa posizione. Assicurati di mantenere i muscoli rilassati per rendere l'esercizio più efficace.

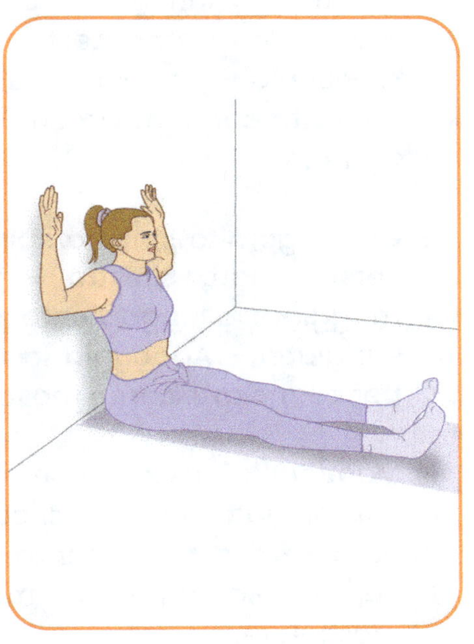

ALLUNGAMENTO DEI GLUTEI

Esercizio utile per rilasciare un po' di tensione dai glutei. Facendo ciò, preverrai infortuni alla schiena bassa e aumenterai la tua mobilità a livello dell'anca.

Come eseguirlo:

1. Siediti con le gambe distese sul pavimento e la schiena contro il muro.

2. Da lì, porta il piede destro sopra la gamba sinistra - mantieni la gamba sinistra estesa mentre la gamba destra piegata al livello del ginocchio - La pianta del piede destro è a contatto con il pavimento - come mostrato in figura.

3. Con il gomito sinistro spingi la gamba destra verso il lato sinistro - per promuovere un maggiore allungamento sui fianchi esterni e sui glutei - Appoggia la mano destra a terra per bilanciarti, come mostrato.

4. Mantieni la posizione per i secondi indicati, poi cambia lato. Ricorda di continuare a respirare durante l'esercizio senza trattenere il respiro per facilitare una maggior rilassatezza muscolare.

Nota:

Quando fai lo stretching, è meglio fermarti quando avverti un leggero allungamento, senza esagerare. Se invece non senti nulla, assicurati di mantenere il busto dritto e non piegarti con la schiena. Questo aiuterà a concentrare lo stretching nei glutei.

ROUTINE DI RISCALDAMENTO

Esegui la sequenza due volte.

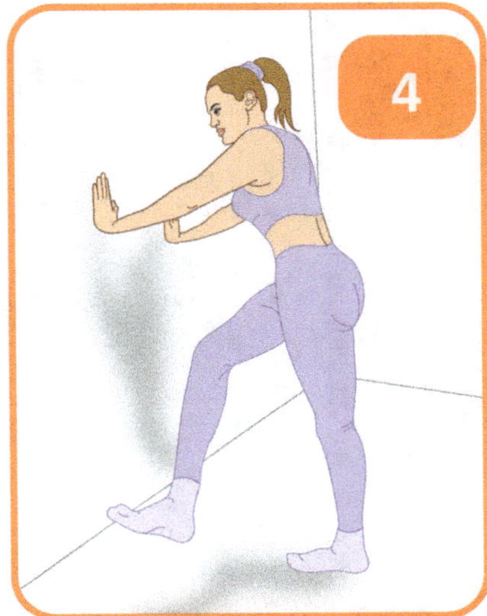

Oscillazione Laterale

10 ripetizioni per lato

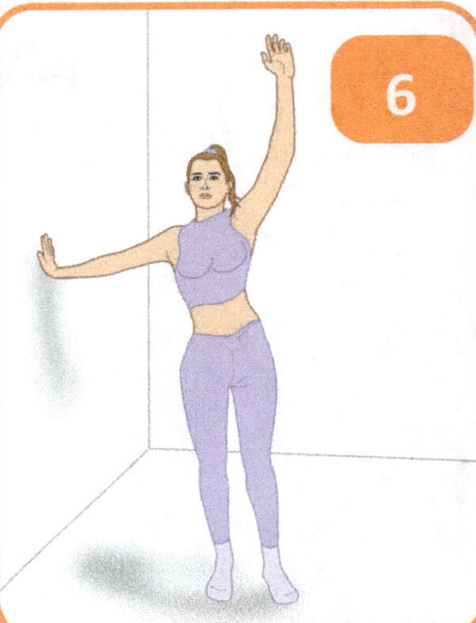

Allungamento Laterale

5 ripetizioni per lato

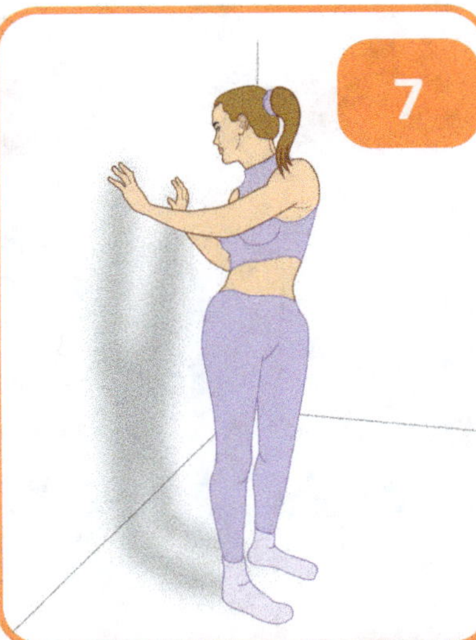

Twist

3 ripetizioni per lato (alternate)

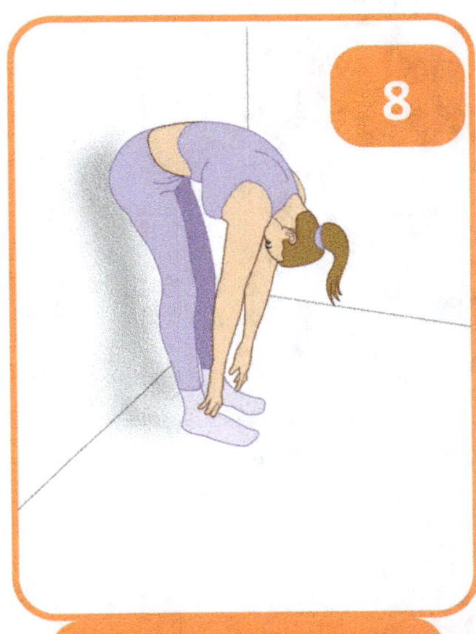

Reach Down

5 ripetizioni

ROUTINE DI DEFATICAMENTO

Esegui la sequenza solo una volta

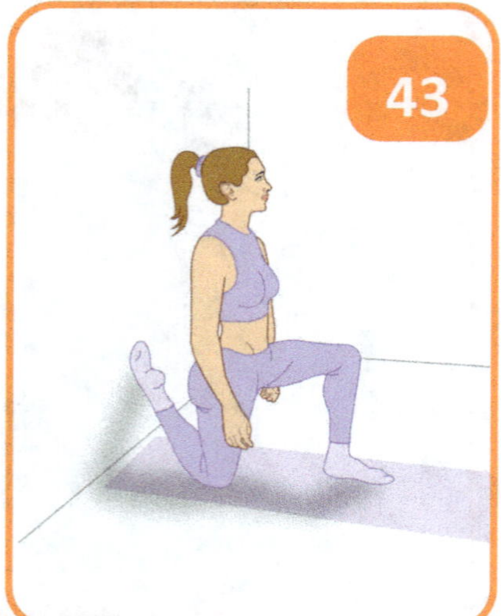

Allungamento dei Flessori dell'Anca

20 secondi per lato

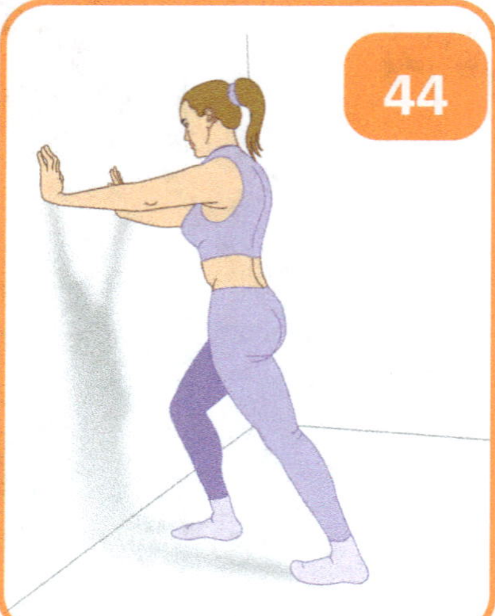

Allungamento dei Polpacci

30 secondi per lato

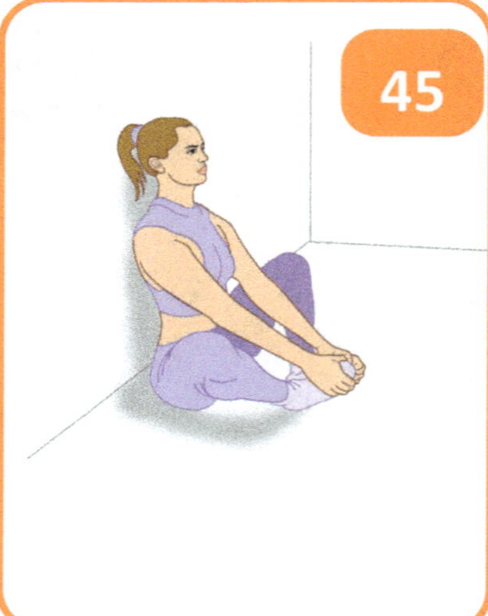

Allungamento degli Adduttori

20 secondi

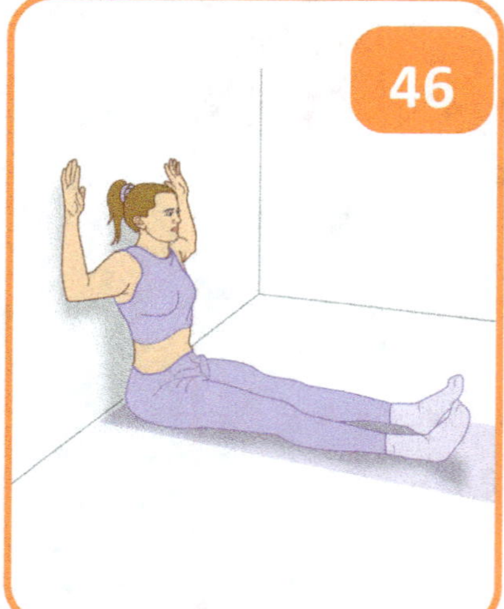

Braccia al Muro

15 secondi

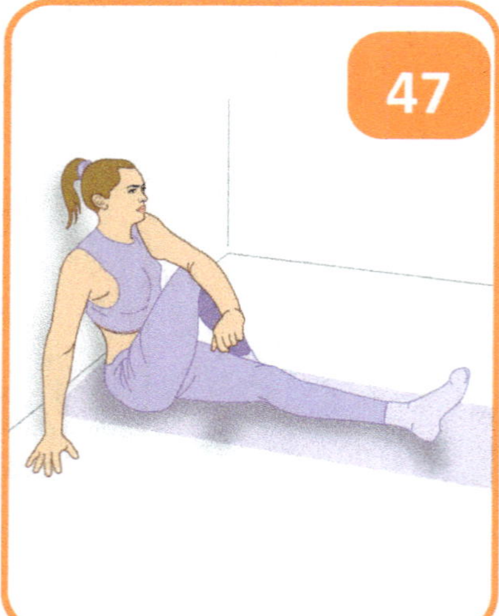

Allungamento dei Glutei

30 secondi per lato

SFIDA DI 28 GIORNI

Questo piano di 28 giorni è stato creato per perdere peso, tonificare le gambe e avere una vita più snella e tonica con soli 15-20 minuti di esercizio al giorno.

Questa routine è stata provata e testata per rinforzare la muscolatura, bruciare calorie e farti sentire meglio quando la esegui. Quando combinata con una dieta sana e sufficiente riposo (il sonno è cruciale per molti motivi, e la ricomposizione corporea è uno di questi!), i risultati appariranno prima di quanto pensi, se esegui gli allenamenti correttamente.

Come ripetuto in precedenza, vorrei essere sicuro che tu ottenga i risultati sperati. Sono certo che questa routine sia impeccabile! Se hai domande o dubbi riguardo al piano di allenamento o ad altre questioni relative all'allenamento, sentiti libero di inviarmi un'email a avfitness99coaching@gmail.com - cercherò di risponderti personalmente il prima possibile!

Nota: Prima di ogni giorno scriverò "Esegui x volte". Questo significa che ripeterai l'intera sequenza dell'esercizio per quel numero di volte (dopo aver completato l'ultimo esercizio, prendi 5-10 secondi di riposo prima di continuare).

TUTORIAL SU COME LEGGERE GLI ESERCIZI NELLA ROUTINE

GIORNO 1 - Esegui Due volte

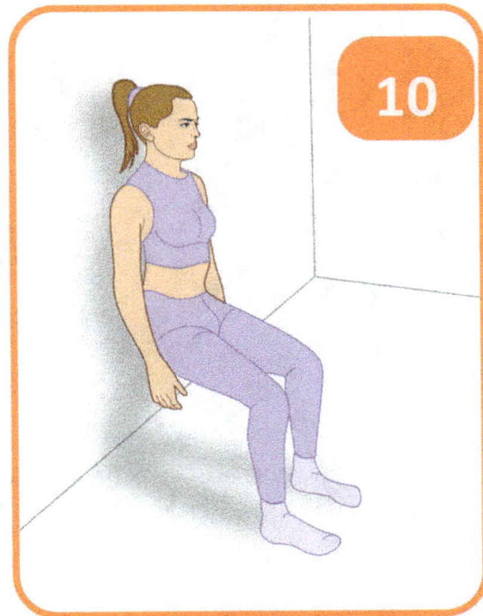

Sedia al Muro

25 secondi di tenuta

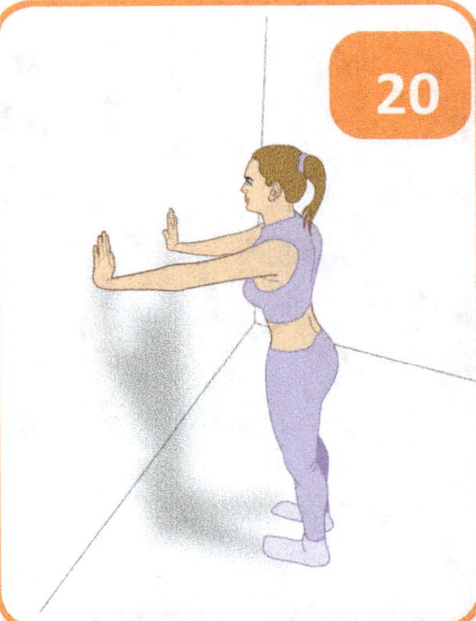

Push Up al Muro

6 ripetizioni

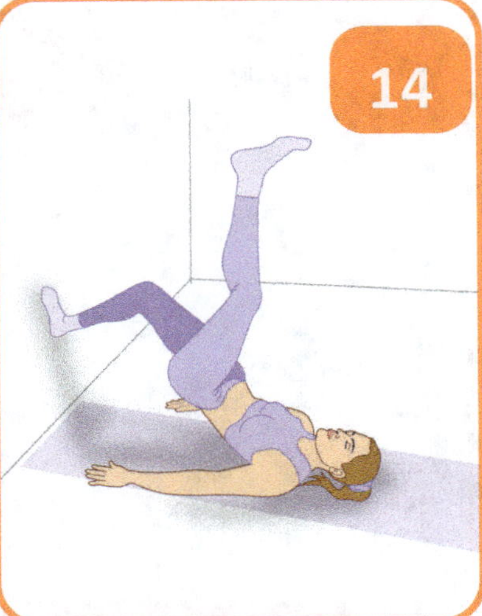

Ponte Unilaterale

6 ripetizioni per lato

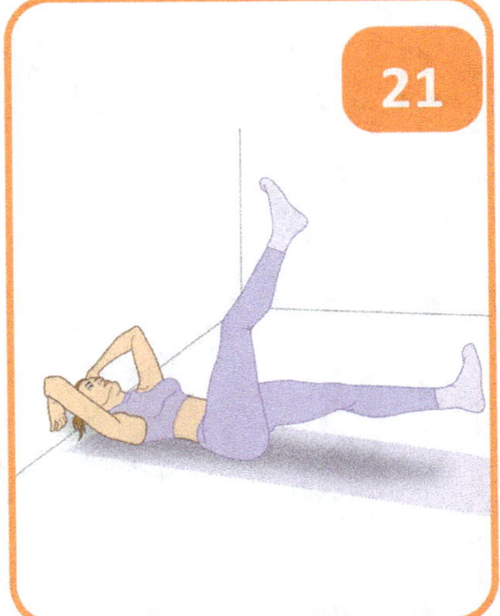

Forbice

30 secondi di esercizio

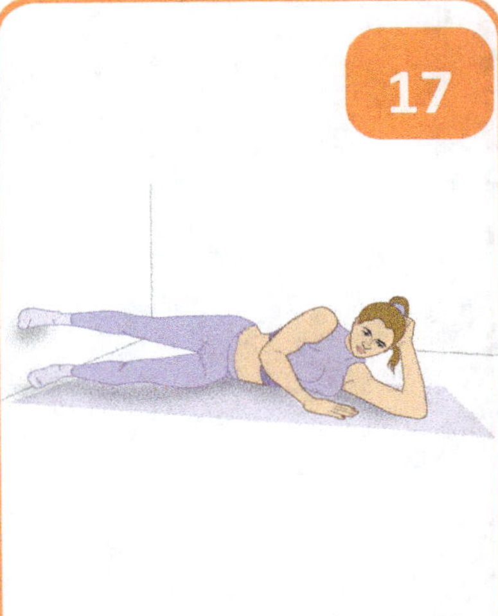

Leg Lift Laterale

6 ripetizioni per lato

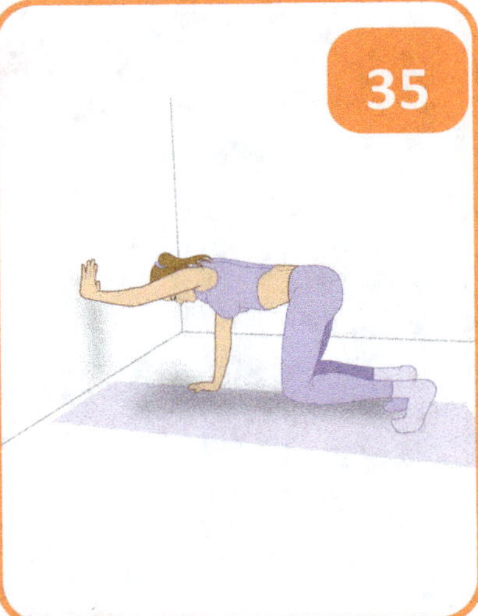

Scalata al Muro

5 ripetizioni per lato (alternate)

GIORNO 2 – Esegui Due volte

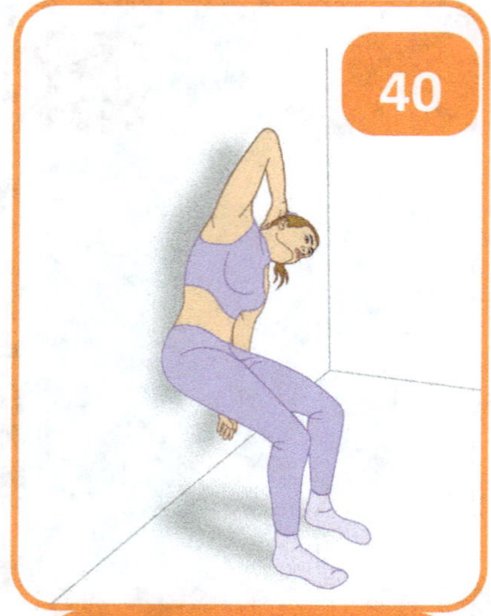

**Sedia al Muro +
Piegamento Laterale**

**5 ripetizioni
per lato**

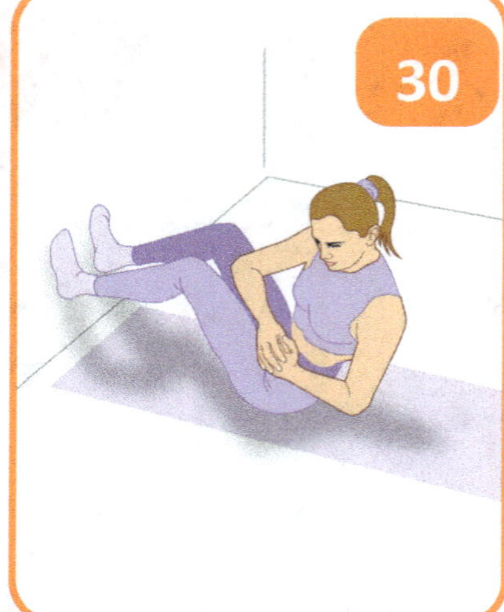

Russian Twist

**8 ripetizioni per
lato (alternate)**

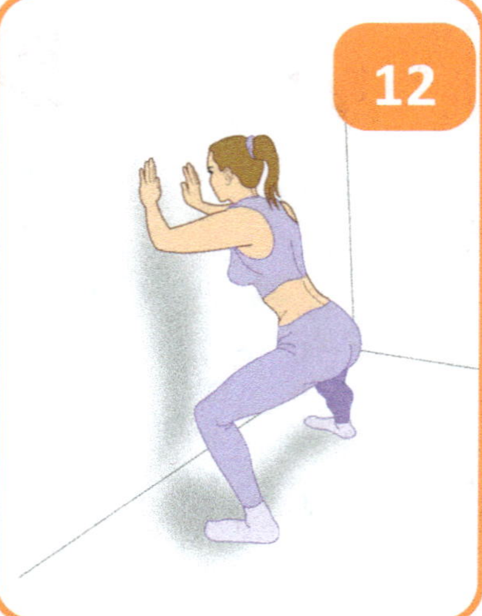

**Affondo
Laterale**

**6 ripetizioni per
lato (alternate)**

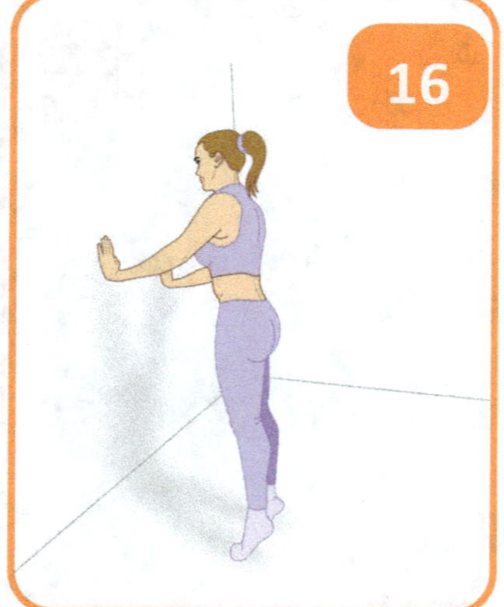

**Alzate dei
Polpacci**

10 ripetizioni

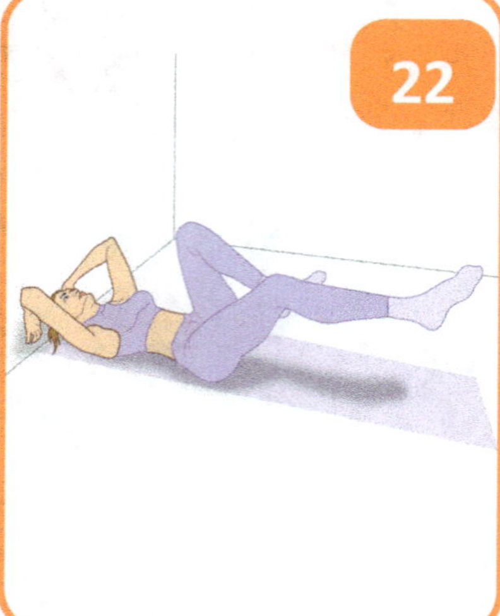

**Bicicletta al
Muro**

**30 secondi di
esercizio**

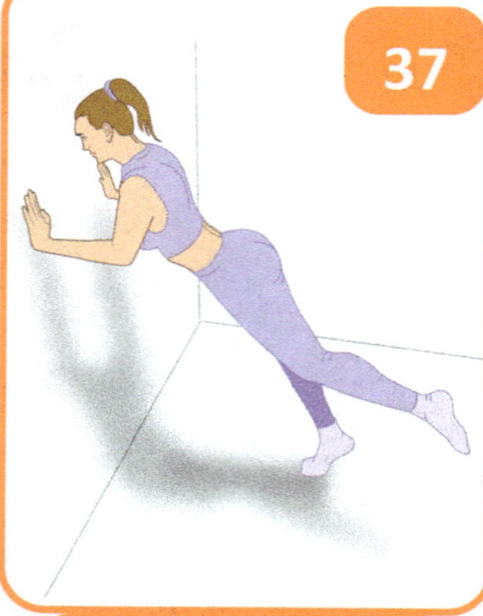

**Alzate dei Polpacci
+ Push Up**

**5 ripetizioni per
lato**

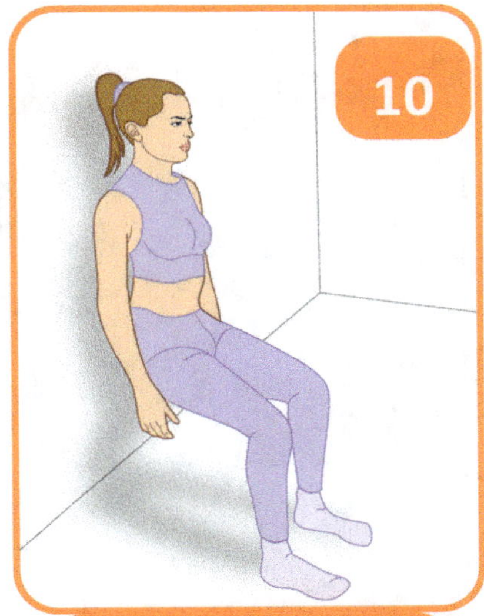

Sedia al Muro

25 secondi di tenuta

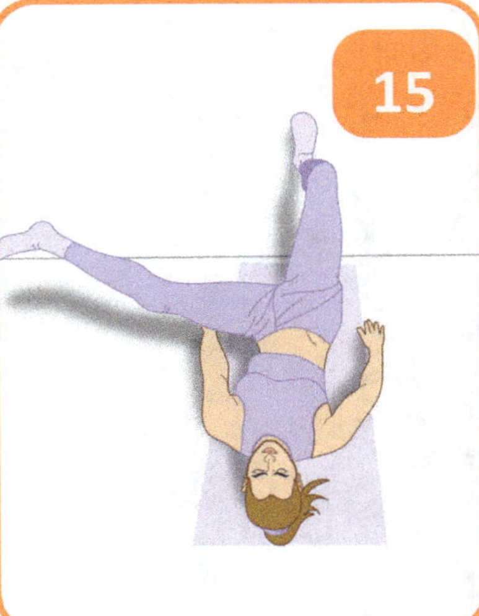

Allungamento dell'Adduttore

4 ripetizioni per lato

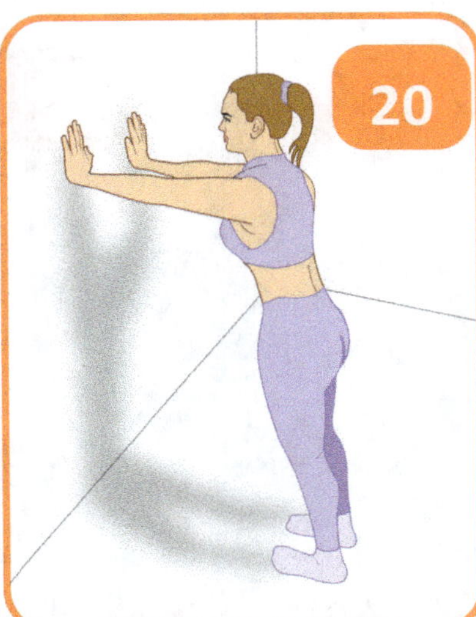

Push Up al Muro

6 ripetizioni

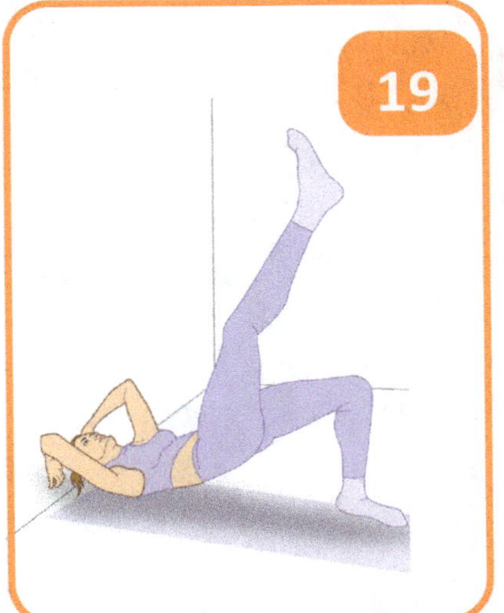

Ponte al Muro Unilaterale Assistito

6 ripetizioni per lato

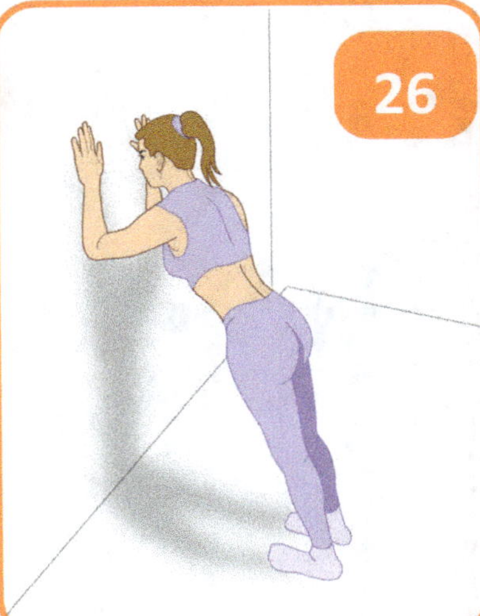

Flessioni per Tricipiti al Muro

4 ripetizioni

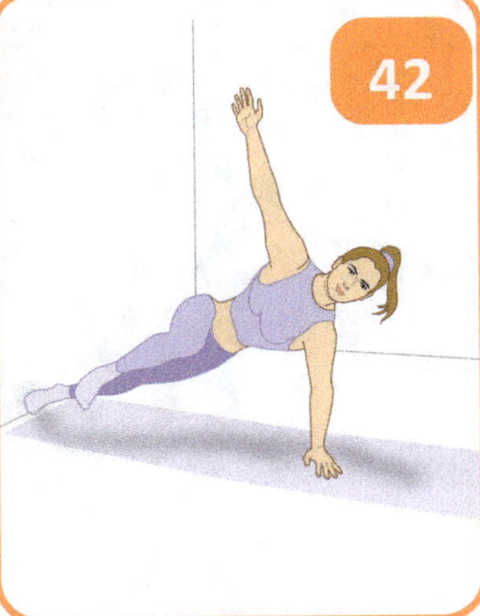

Plank a Stella Avanzato

5 ripetizioni per lato

GIORNO 4 – Esegui Due volte

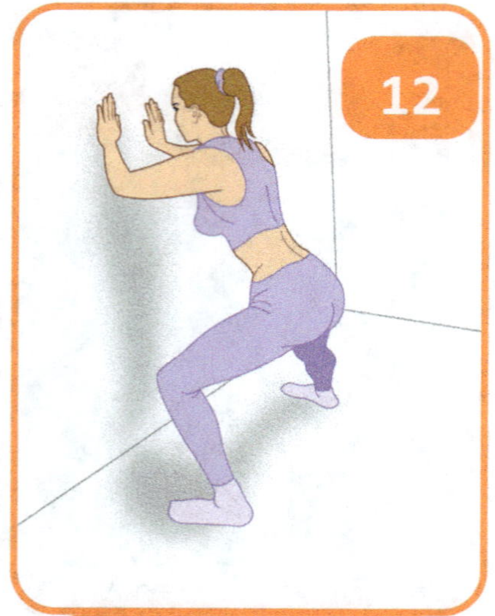

Affondo Laterale

6 ripetizioni per lato (alternate)

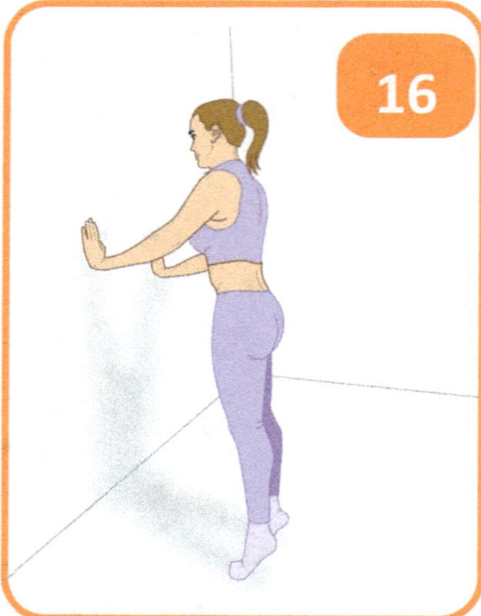

Alzate dei Polpacci

10 ripetizioni

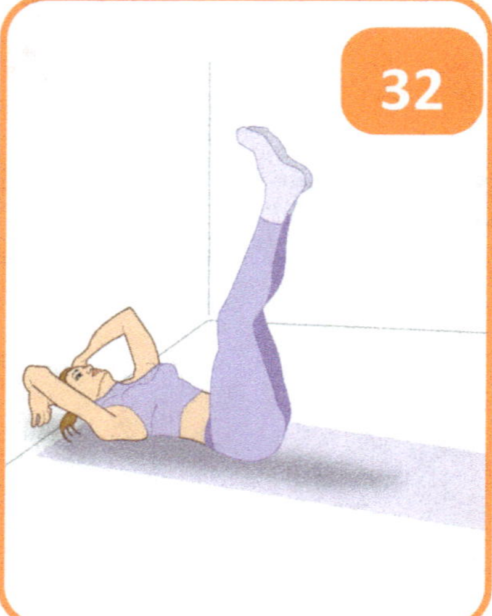

Leg Raises

8 ripetizioni

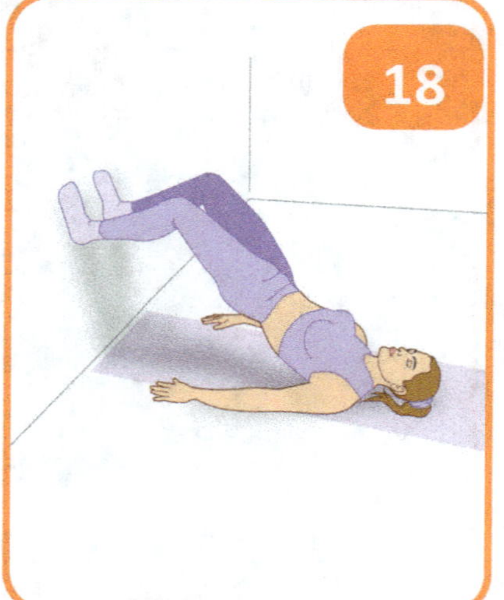

Glute Bridge

10 ripetizioni

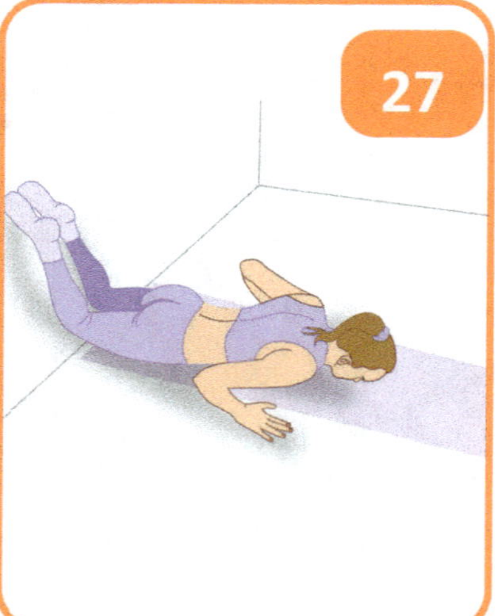

Piegamenti Cobra

5 ripetizioni

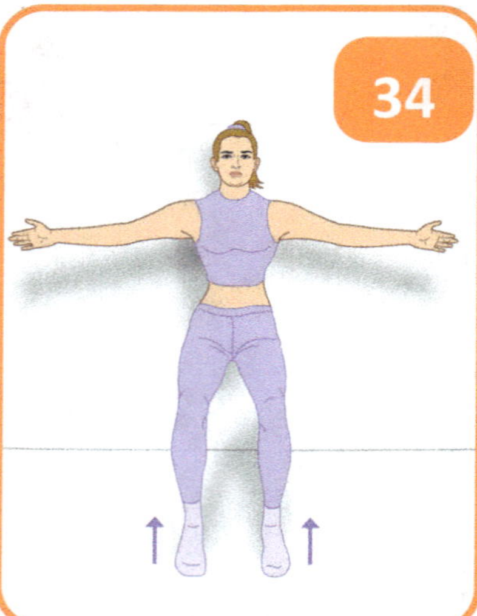

Stella al Muro

8 ripetizioni

GIORNO 5 – Esegui Due volte

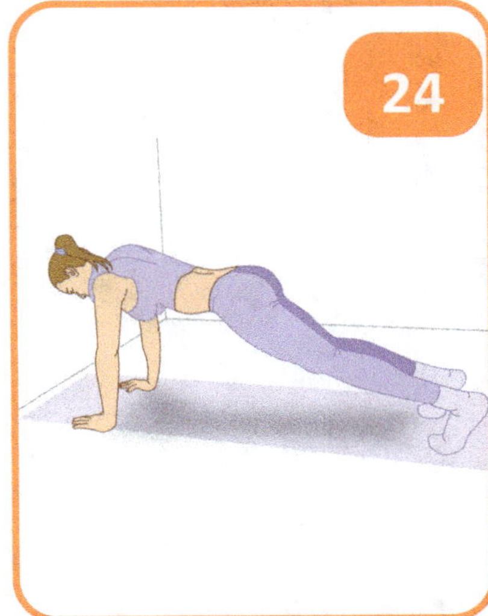

Plank Dinamico

5 ripetizioni per lato (alternate)

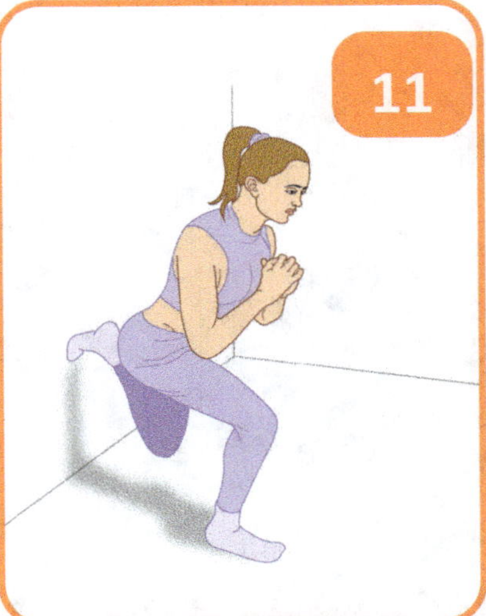

Squat Bulgaro

6 ripetizioni per lato

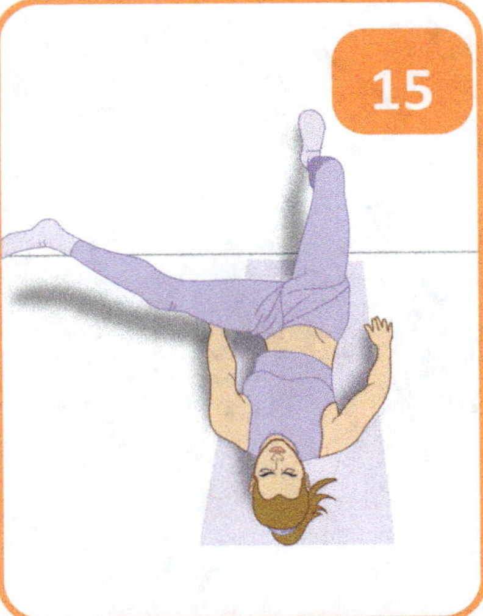

Allungamento dell'Adduttore

4 ripetizioni per lato

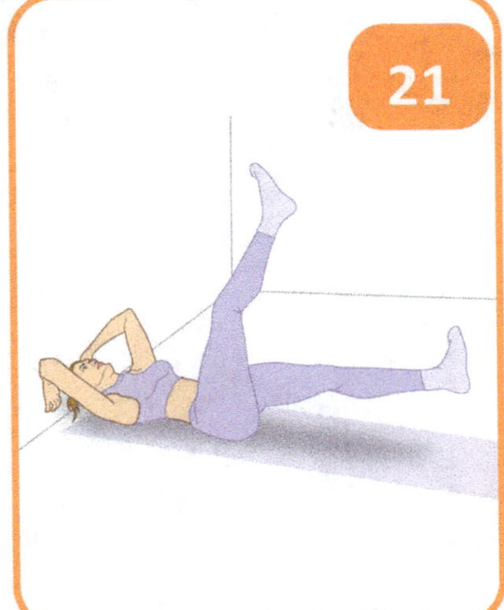

Forbice

30 secondi di esercizio

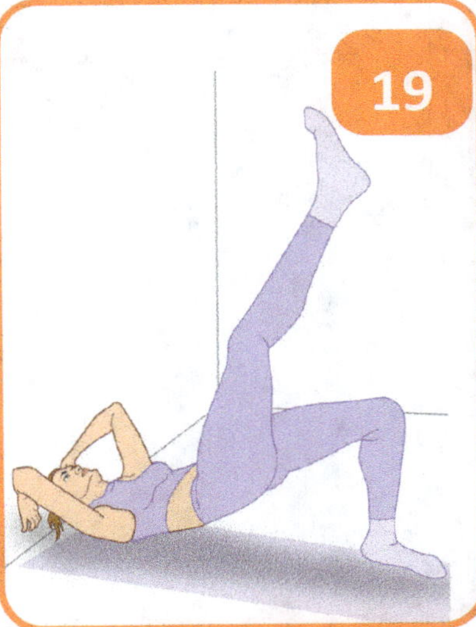

Ponte al Muro Unilaterale Assistito

6 ripetizioni per lato

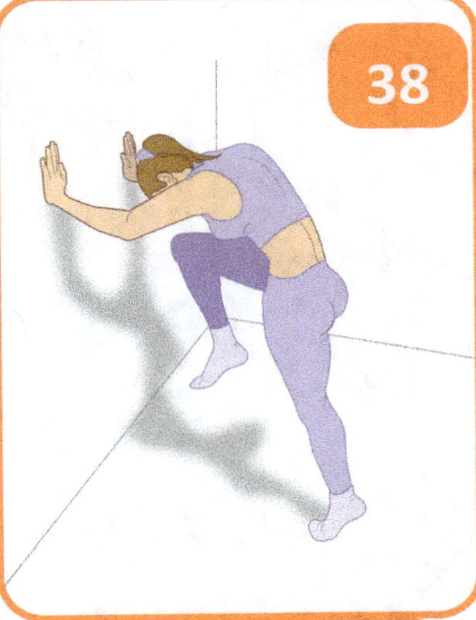

Kick Back + Knee Raise Avanzato

6 ripetizioni per lato

GIORNO 6 – Esegui Due volte

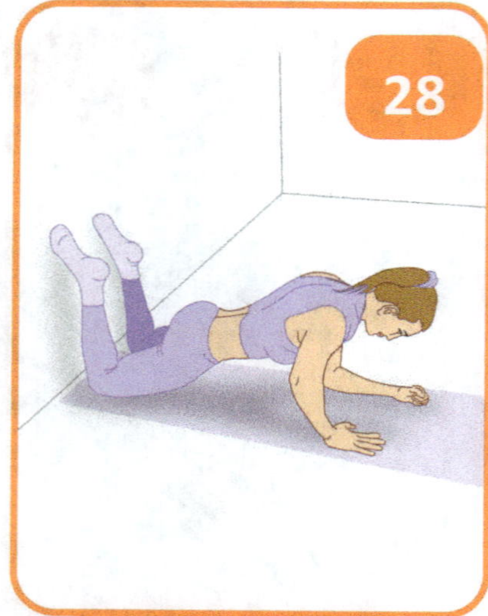

28

Cobra Plank Avanzato

5 ripetizioni alzando il braccio sinistro + 5 ripetizioni alzando il braccio destro (alternate)

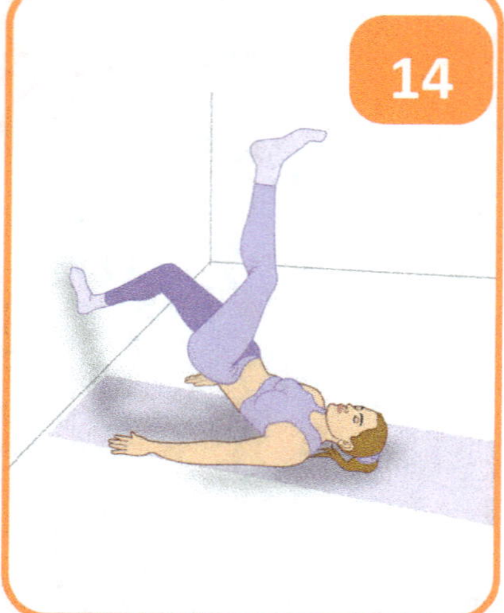

14

Ponte Unilaterale

6 ripetizioni per lato

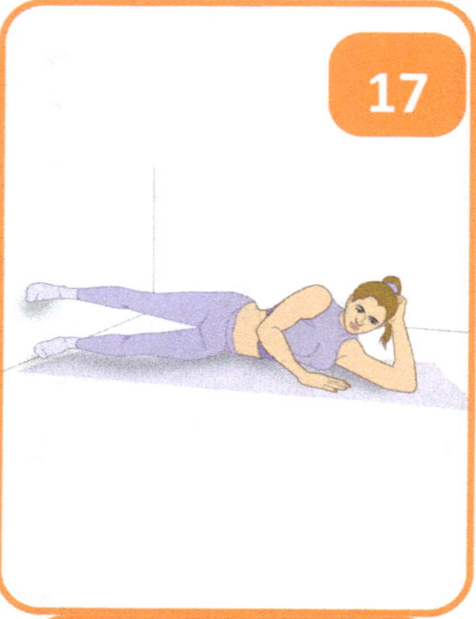

17

Leg Lift Laterale

6 ripetizioni per lato

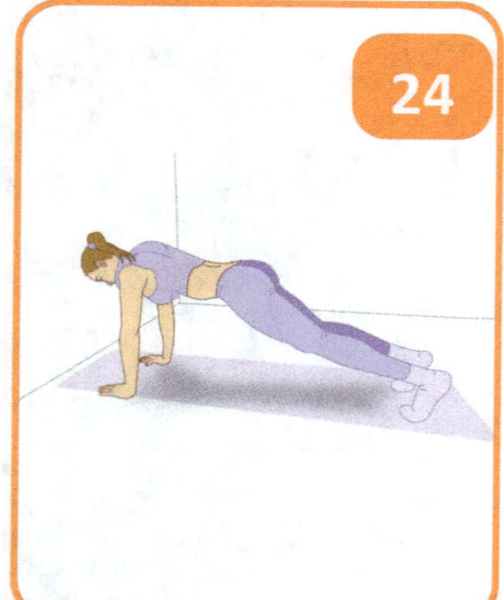

24

Plank Dinamico

5 ripetizioni per lato (alternate)

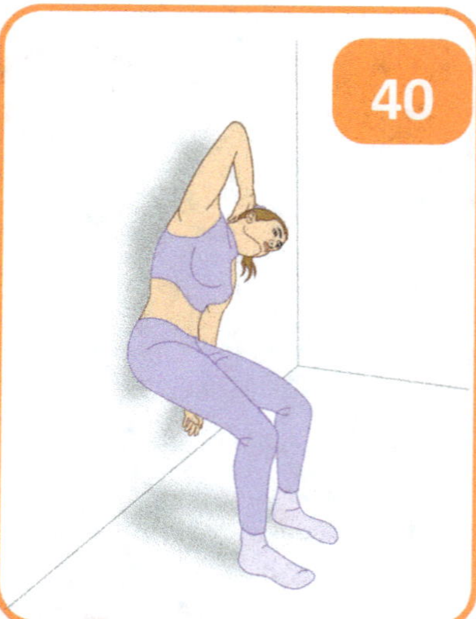

40

Sedia al Muro + Piegamento Laterale

5 ripetizioni per lato

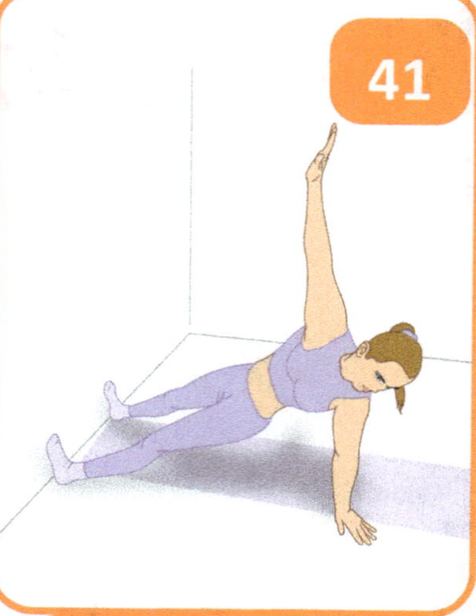

41

Ponte a Gambe Tese + Rotazione

5 ripetizioni per lato

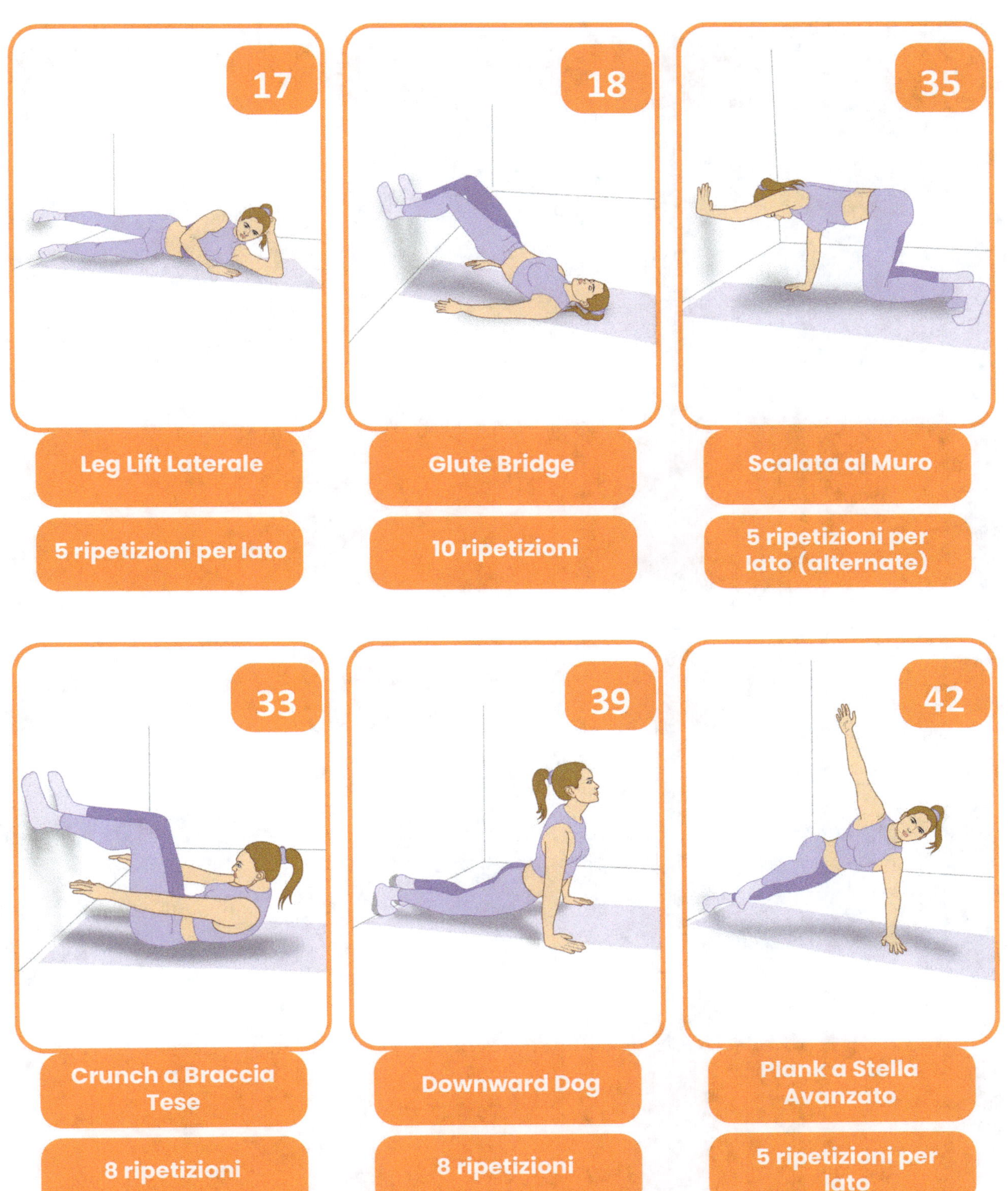

17
Leg Lift Laterale
5 ripetizioni per lato

18
Glute Bridge
10 ripetizioni

35
Scalata al Muro
5 ripetizioni per lato (alternate)

33
Crunch a Braccia Tese
8 ripetizioni

39
Downward Dog
8 ripetizioni

42
Plank a Stella Avanzato
5 ripetizioni per lato

GIORNO 8 – Esegui Tre volte

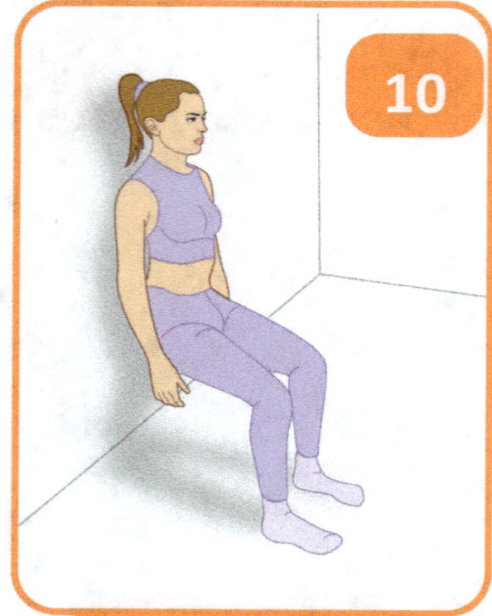

Sedia al Muro

30 secondi di tenuta

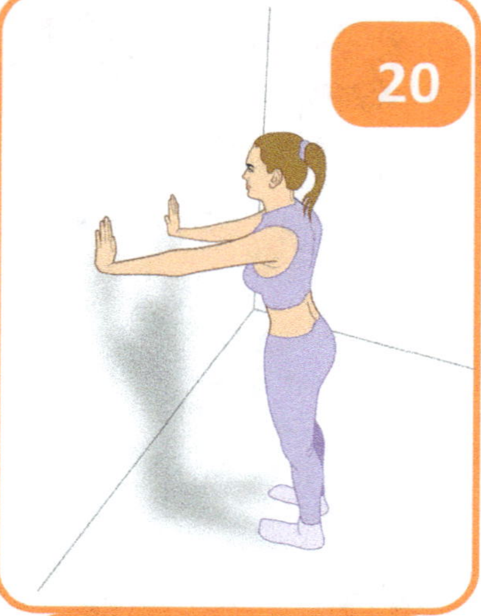

Push Up al Muro

7 ripetizioni

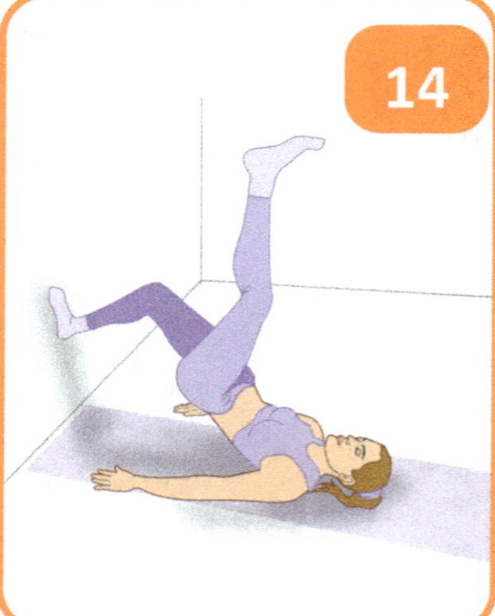

Ponte Unilaterale

6 ripetizioni per lato

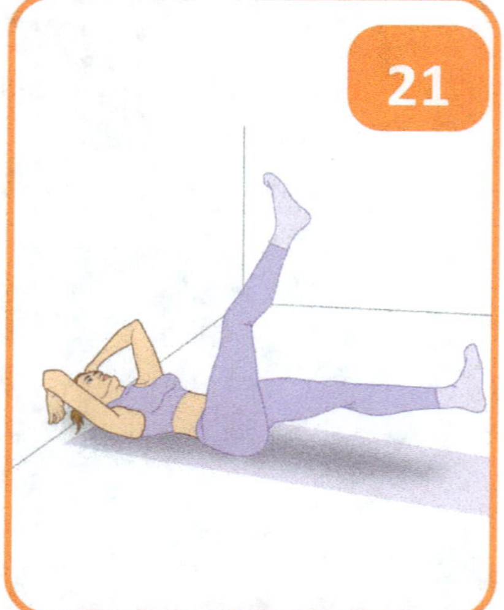

Forbice

30 secondi di esercizio

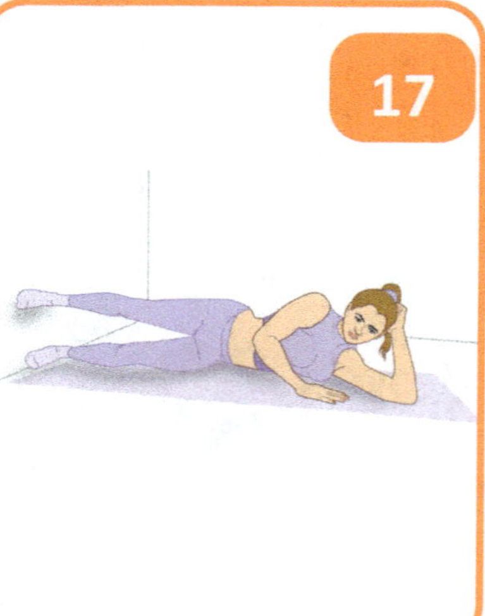

Leg Lift Laterale

8 ripetizioni per lato

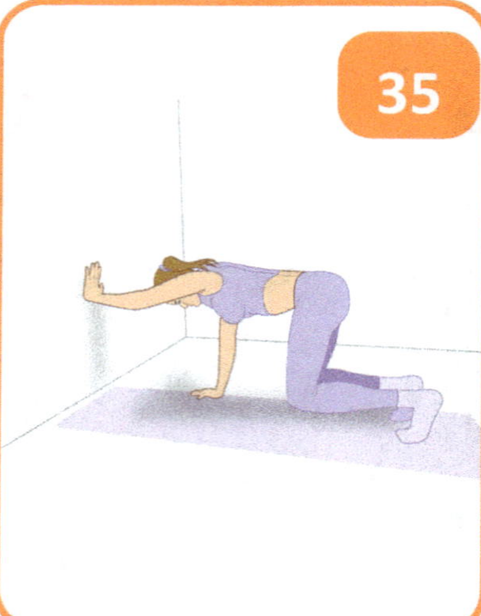

Scalata al Muro

5 ripetizioni per lato (alternate)

GIORNO 9 - Esegui Tre volte

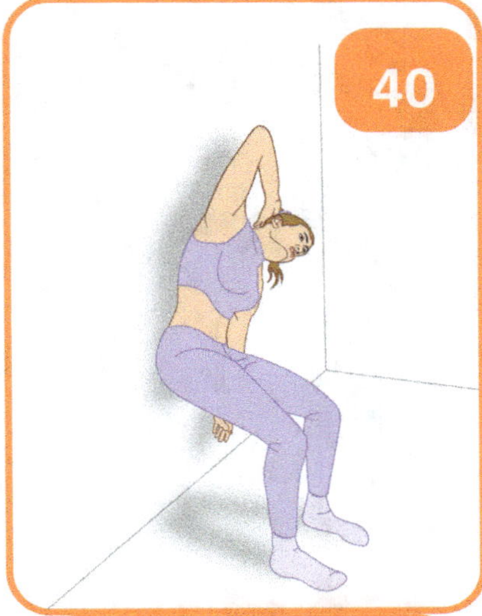

**Sedia al Muro +
Piegamento Laterale**

6 ripetizioni per lato

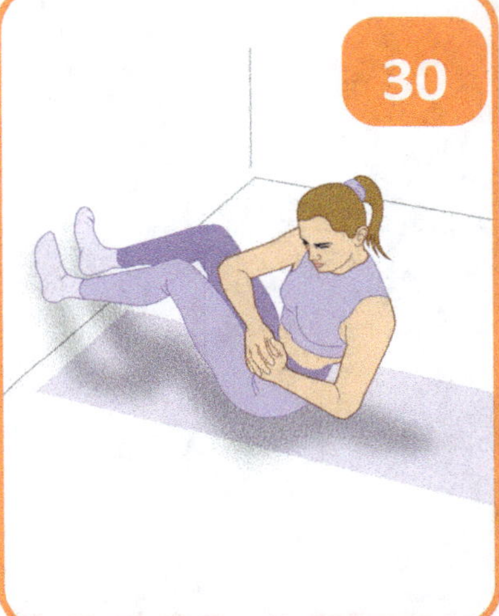

Russian Twist

**8 ripetizioni per
lato (alternate)**

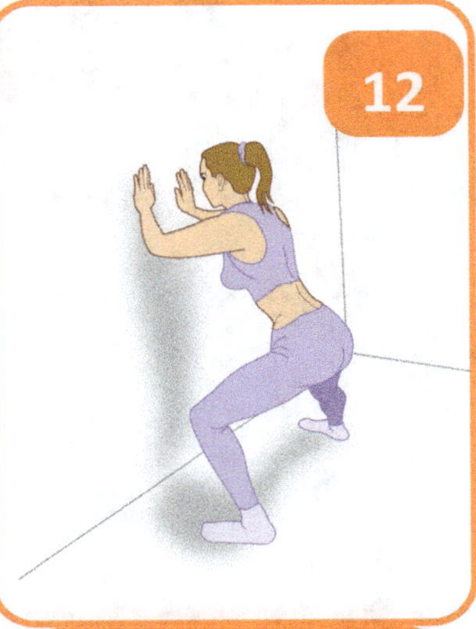

**Affondo
Laterale**

**6 ripetizioni per
lato (alternate)**

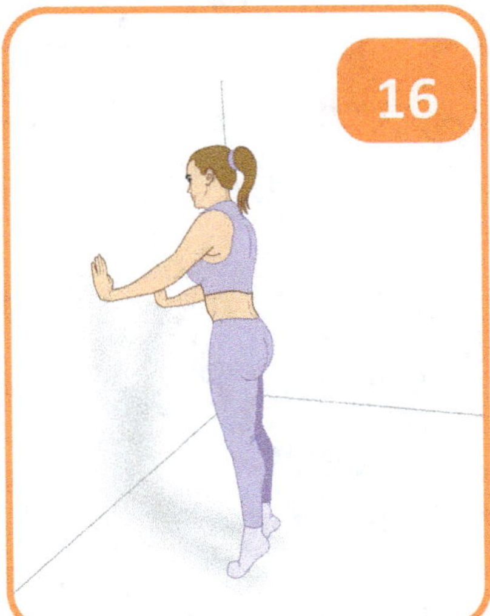

Alzate dei Polpacci

10 ripetizioni

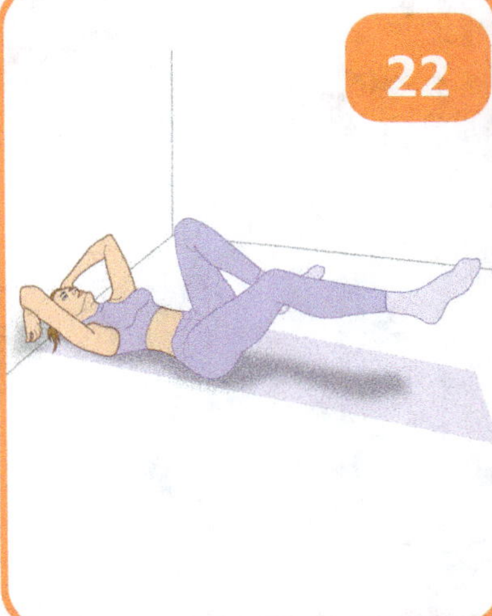

Bicicletta al Muro

**40 secondi di
esercizio**

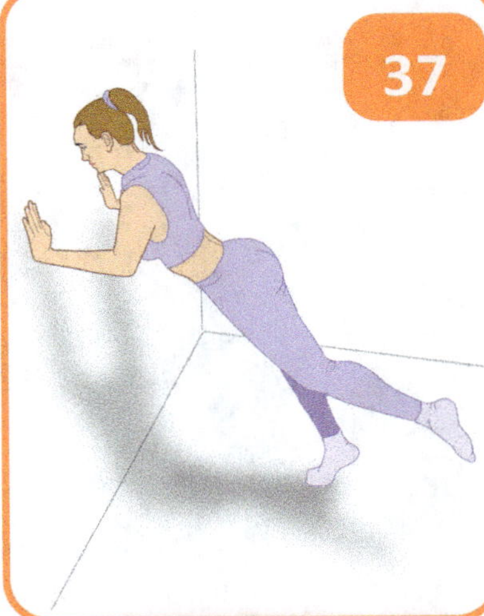

**Alzate dei Polpacci
+ Push Up**

**6 ripetizioni per
lato**

GIORNO 10 – Esegui Tre volte

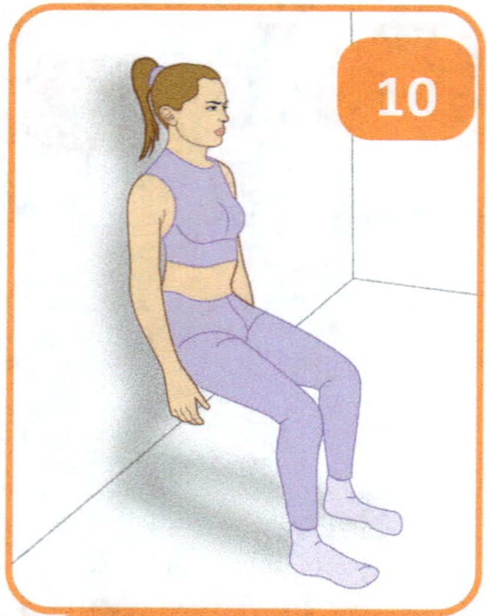

Sedia al Muro

30 secondi di tenuta

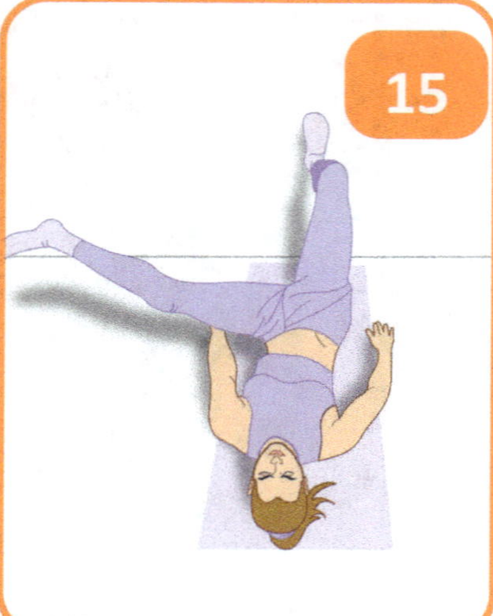

Allungamento dell'Adduttore

4 ripetizioni per lato

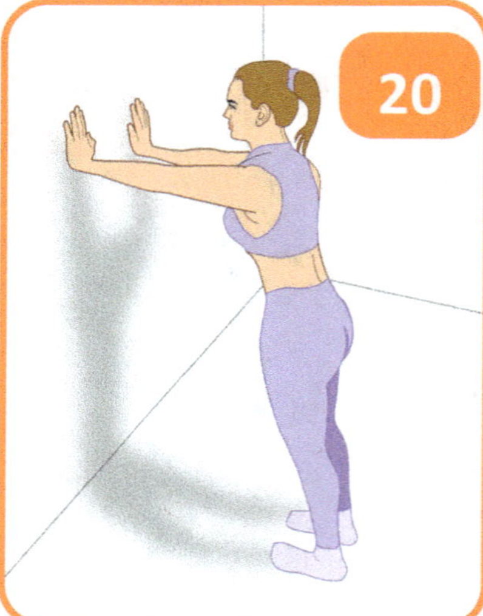

Push Up al Muro

8 ripetizioni

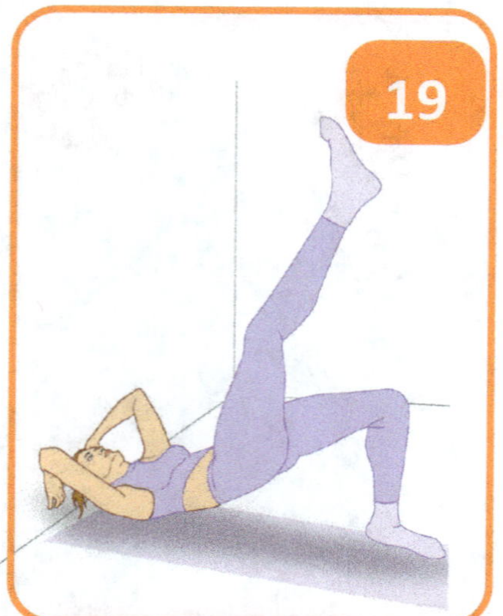

Ponte al Muro Unilaterale Assistito

6 ripetizioni per lato

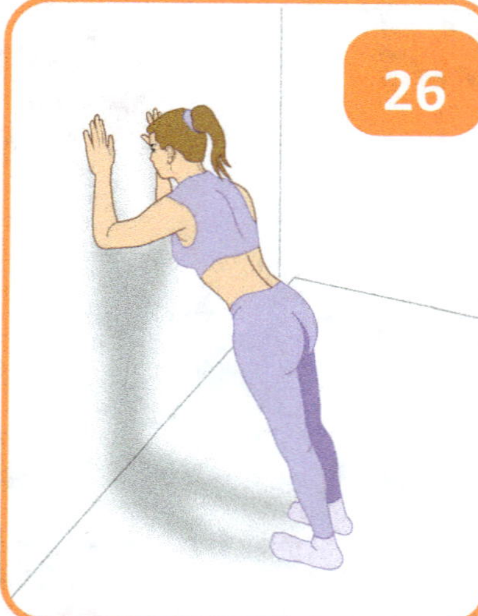

Flessioni per Tricipiti al Muro

4 ripetizioni

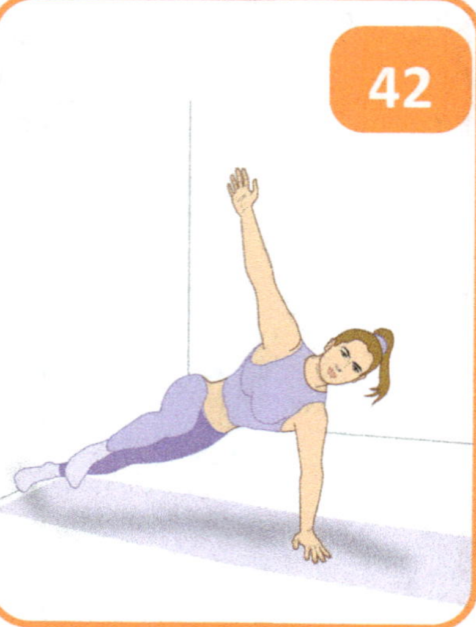

Plank a Stella Avanzato

6 ripetizioni per lato

GIORNO 11 - Esegui Tre volte

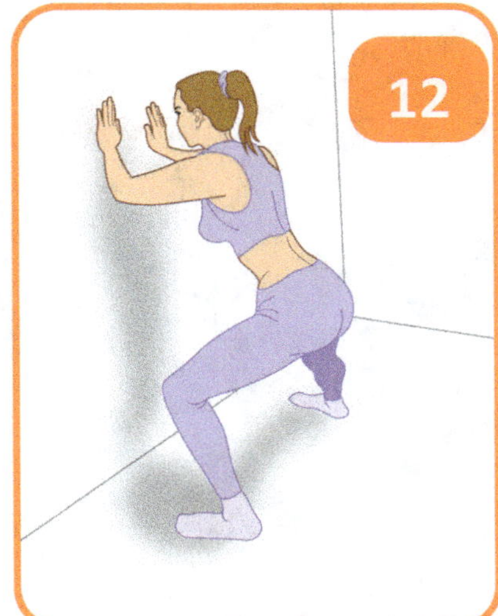

Affondo Laterale

8 ripetizioni per lato (alternate)

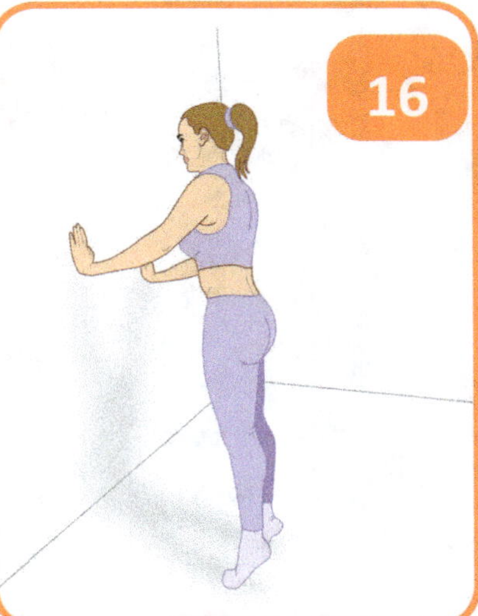

Alzate dei Polpacci

10 ripetizioni

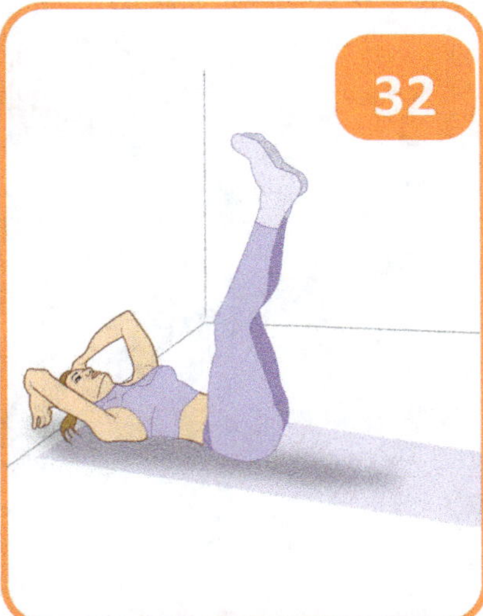

Leg Raises

10 ripetizioni

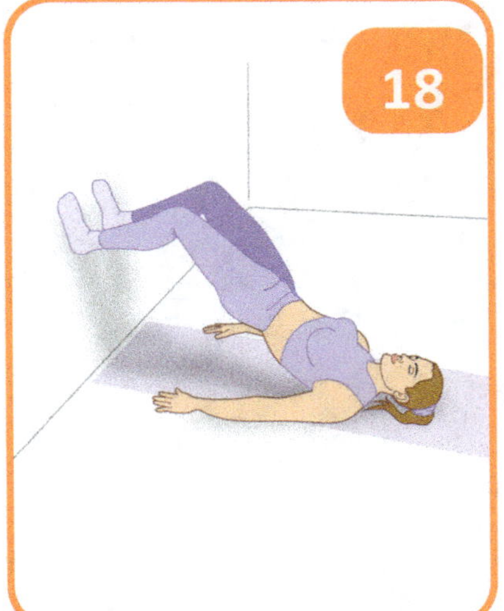

Glute Bridge

10 ripetizioni

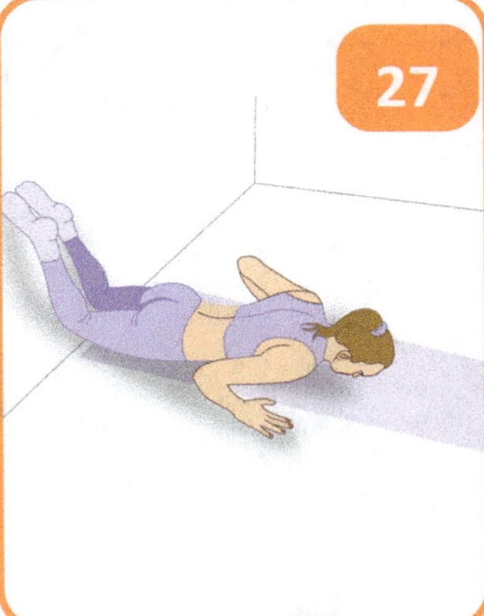

Piegamenti Cobra

6 ripetizioni

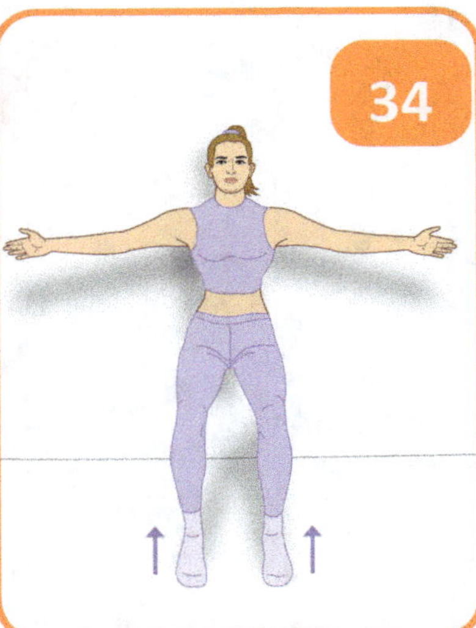

Stella al Muro

8 ripetizioni

GIORNO 12 – Esegui Tre volte

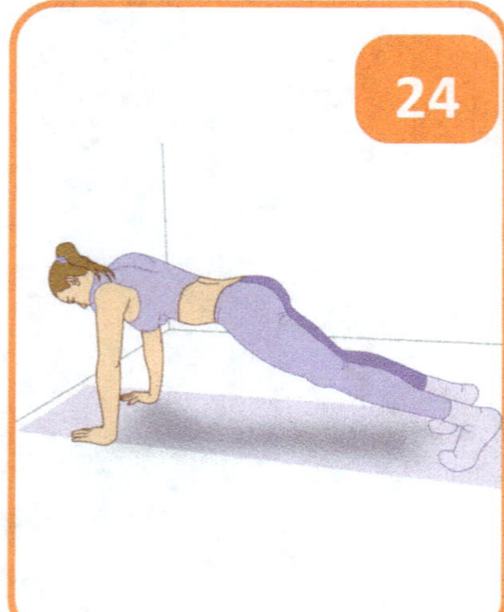

24

Plank Dinamico

5 ripetizioni per lato (alternate)

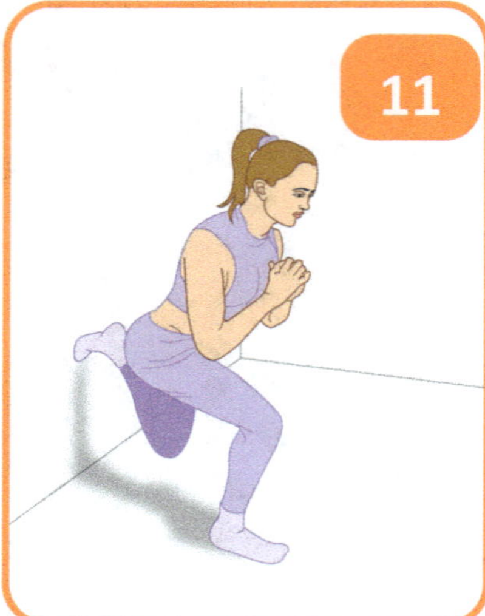

11

Squat Bulgaro

6 ripetizioni per lato

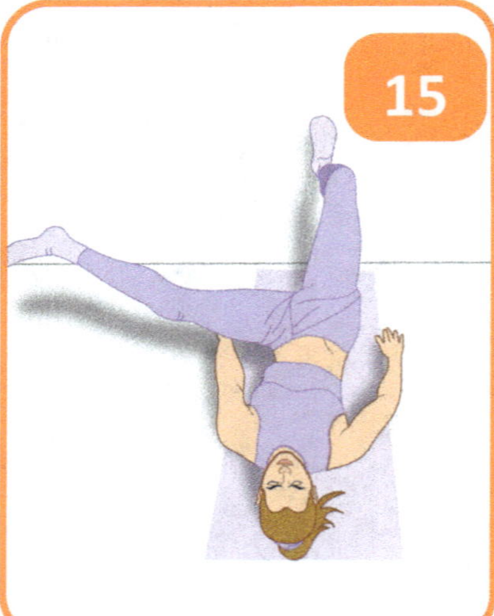

15

Allungamento dell'Adduttore

5 ripetizioni per lato

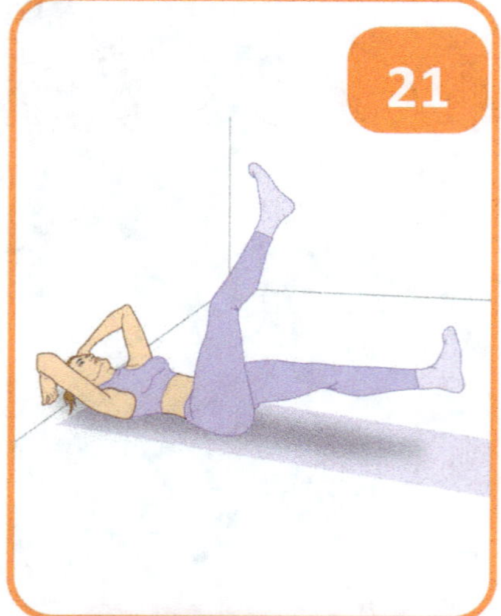

21

Forbice

35 secondi di esercizio

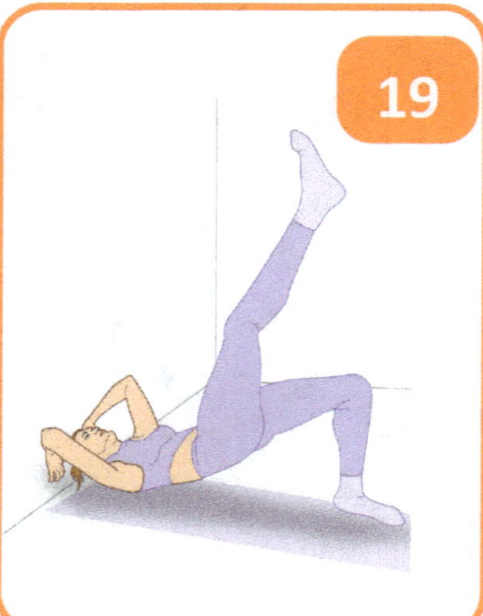

19

Ponte al Muro Unilaterale Assistito

6 ripetizioni per lato

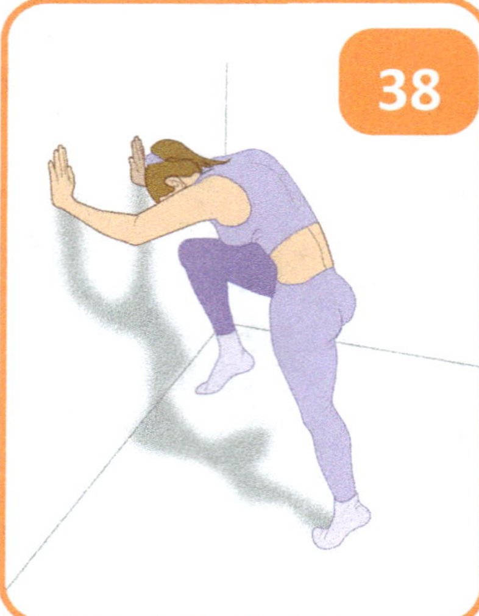

38

Kick Back + Knee Raise Avanzato

6 ripetizioni per lato

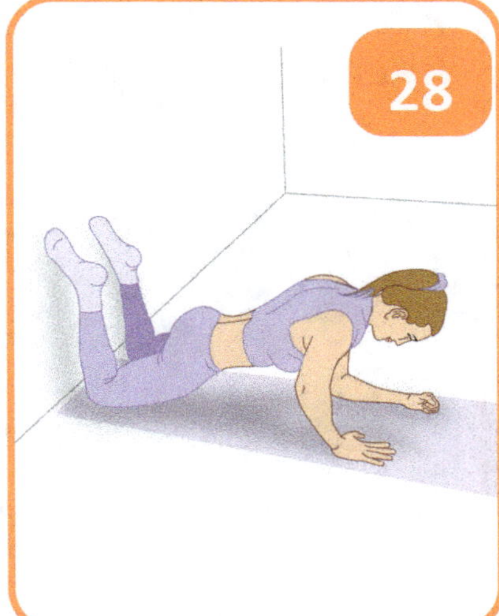

Cobra Plank Avanzato

8 ripetizioni alzando il braccio sinistro + 8 ripetizioni alzando il braccio destro (alternate)

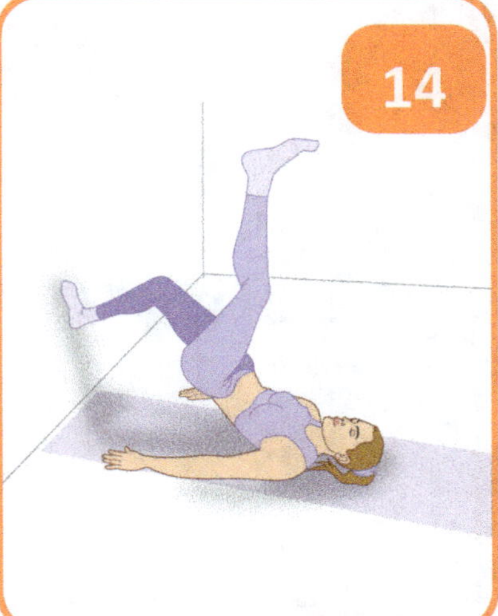

Ponte Unilaterale

6 ripetizioni per lato

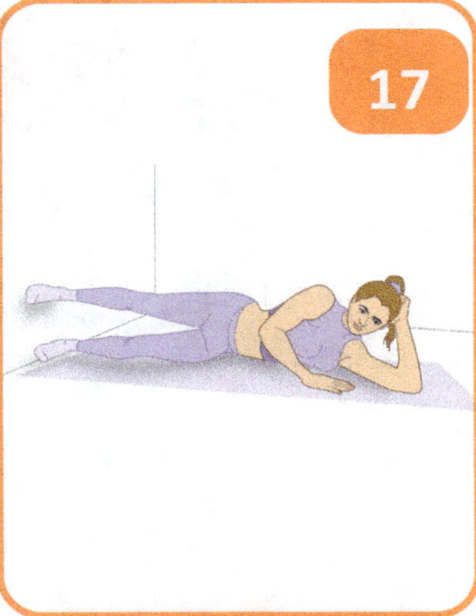

Leg Lift Laterale

6 ripetizioni per lato

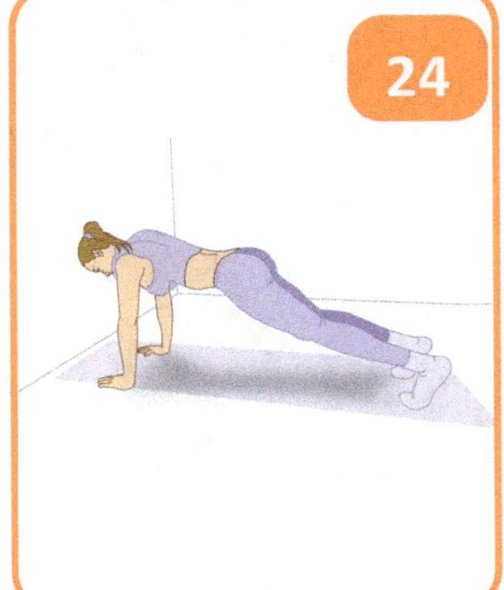

Plank Dinamico

5 ripetizioni per lato (alternate)

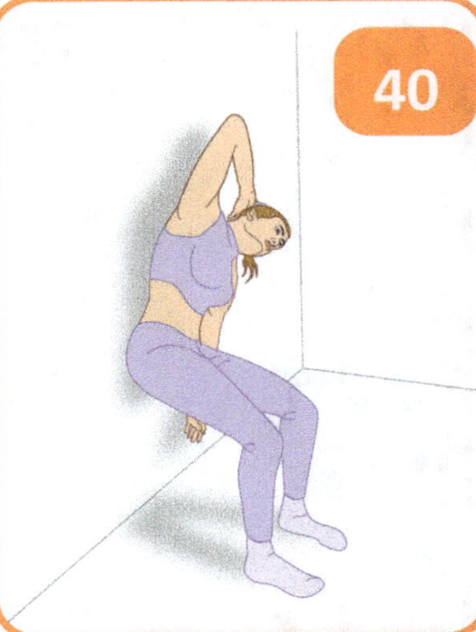

Sedia al Muro + Piegamento Laterale

6 ripetizioni per lato

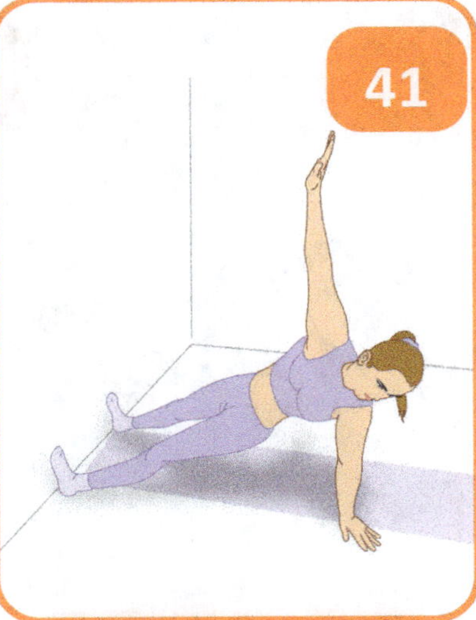

Ponte a Gambe Tese + Rotazione

5 ripetizioni per lato

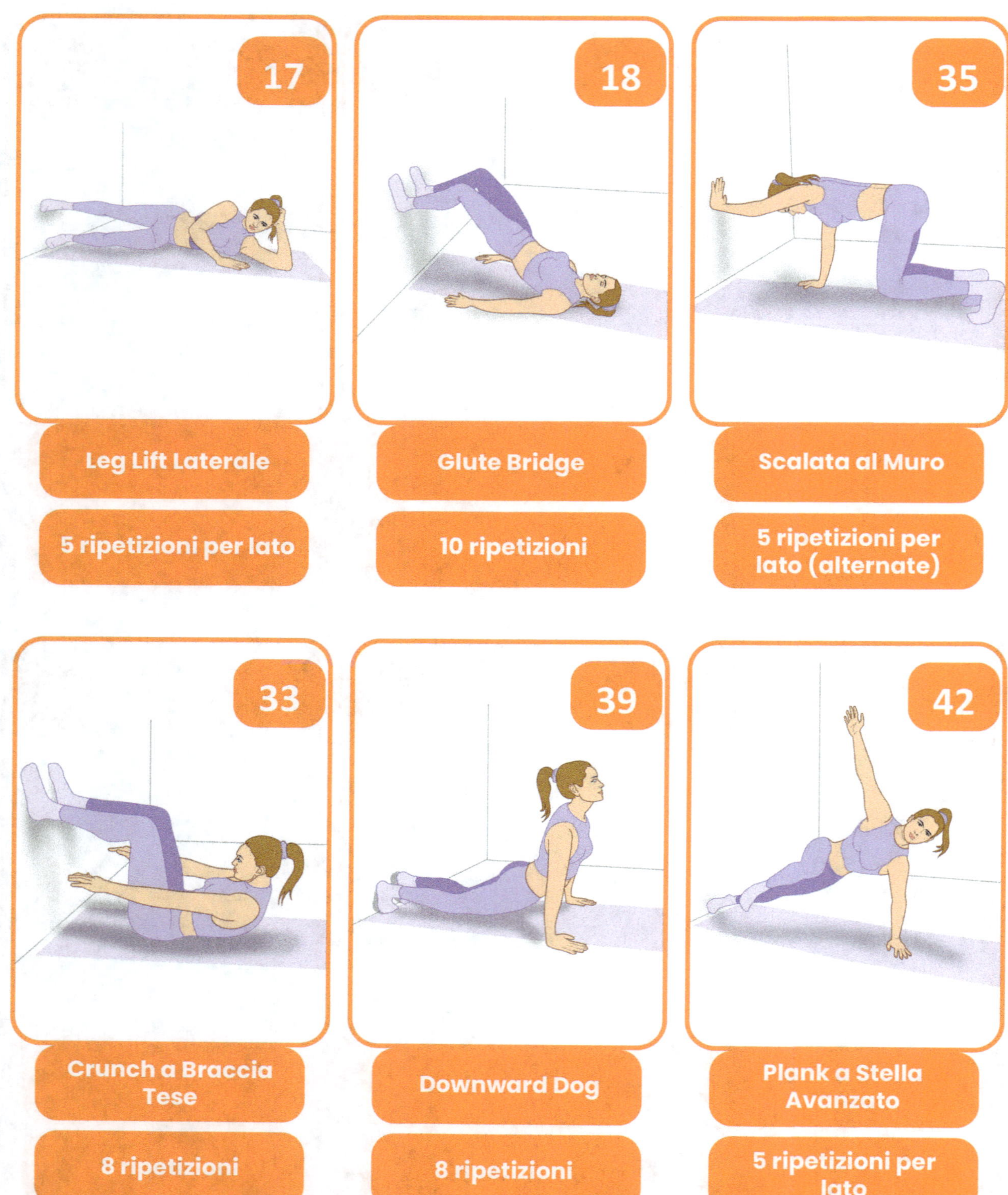

17
Leg Lift Laterale
5 ripetizioni per lato

18
Glute Bridge
10 ripetizioni

35
Scalata al Muro
5 ripetizioni per lato (alternate)

33
Crunch a Braccia Tese
8 ripetizioni

39
Downward Dog
8 ripetizioni

42
Plank a Stella Avanzato
5 ripetizioni per lato

GIORNO 15 – Esegui Quattro volte

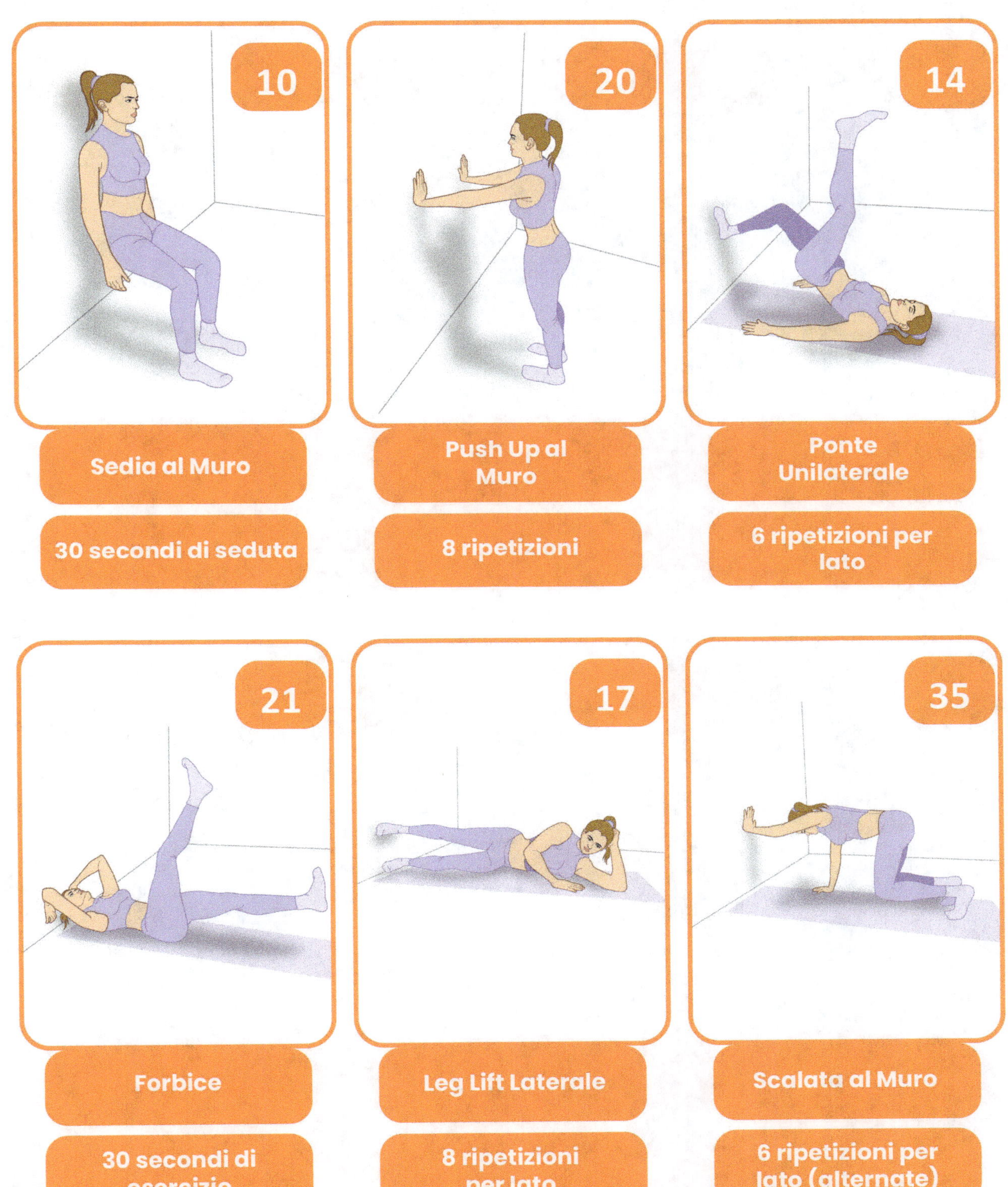

GIORNO 16 – Esegui Quattro volte

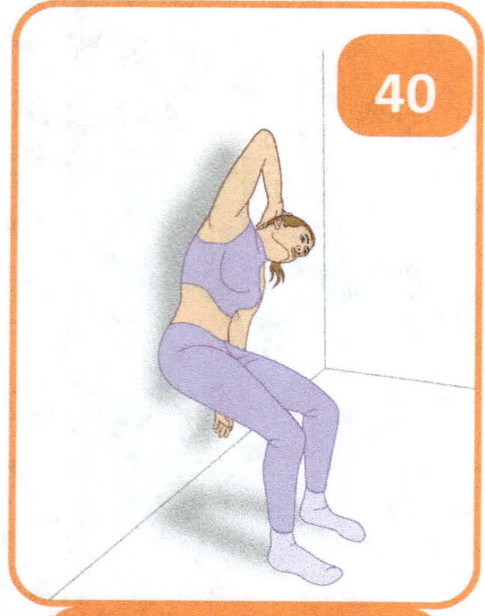

40

**Sedia al Muro +
Piegamento Laterale**

6 ripetizioni per lato

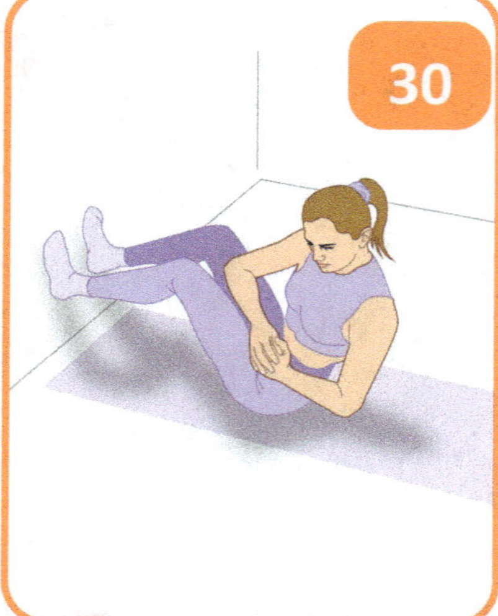

30

Russian Twist

**8 ripetizioni per
lato (alternate)**

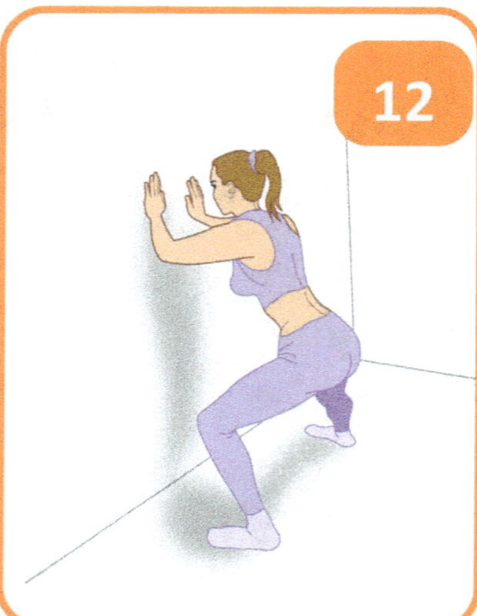

12

**Affondo
Laterale**

**8 ripetizioni per
lato (alternate)**

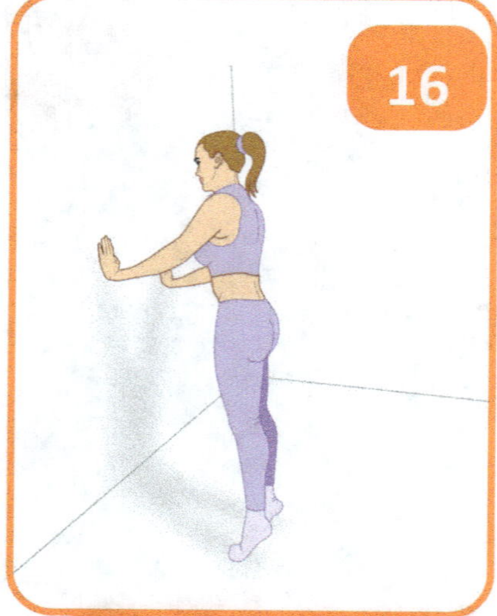

16

Alzate dei Polpacci

10 ripetizioni

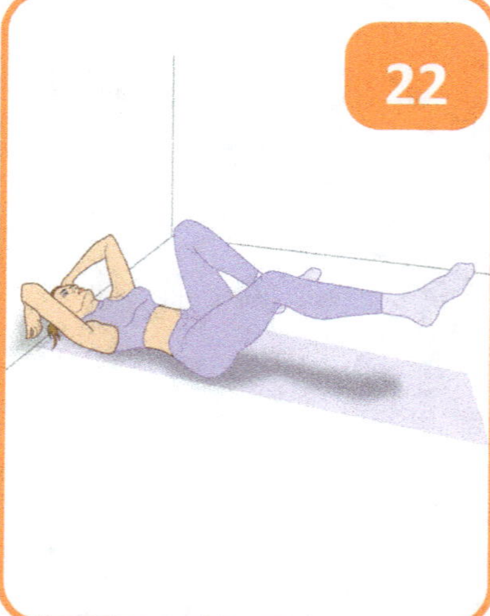

22

Bicicletta al Muro

**45 secondi di
esercizio**

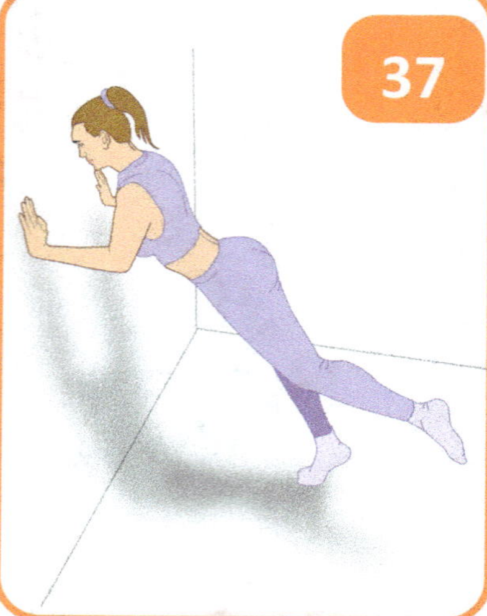

37

**Piegamento al
Muro Instabile**

**6 ripetizioni per
lato**

GIORNO 17 – Esegui Quattro volte

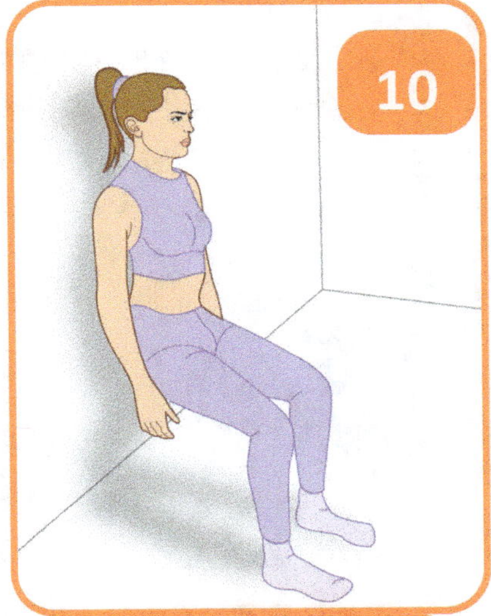

Sedia al Muro

40 secondi di tenuta

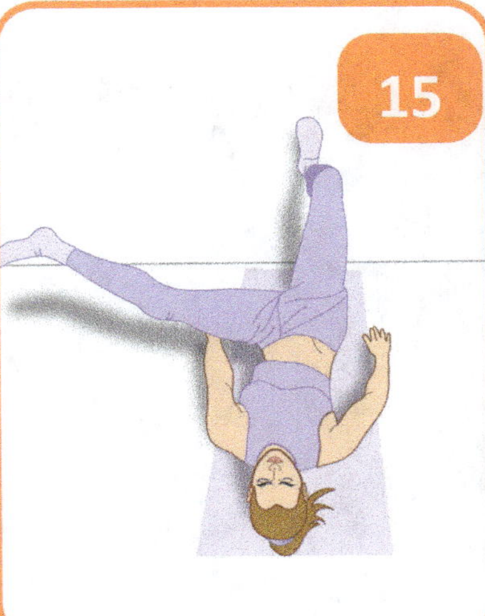

Allungamento dell'Adduttore

5 ripetizioni per lato

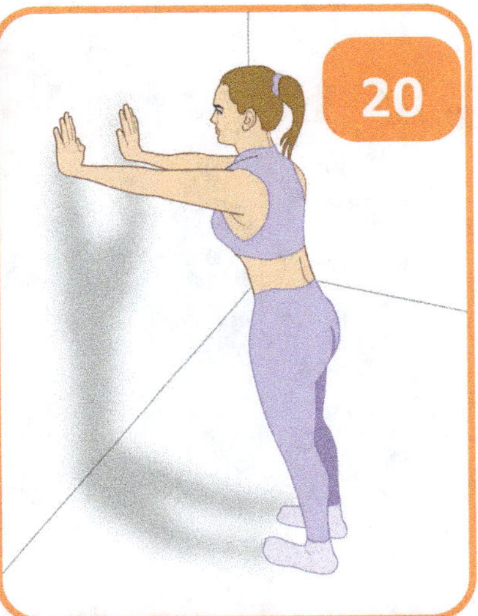

Push Up al Muro

8 ripetizioni

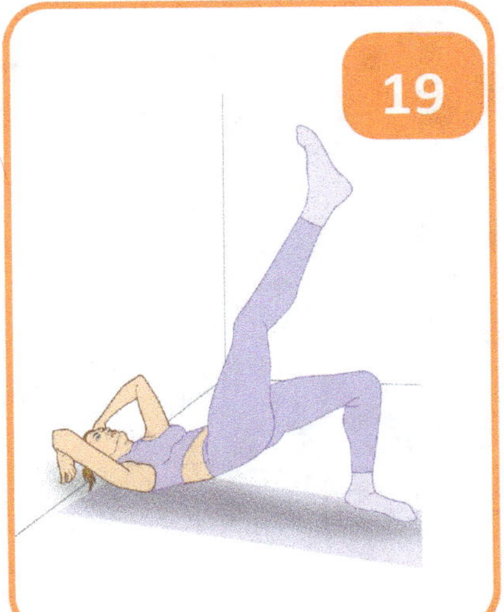

Ponte al Muro Unilaterale Assistito

8 ripetizioni per lato

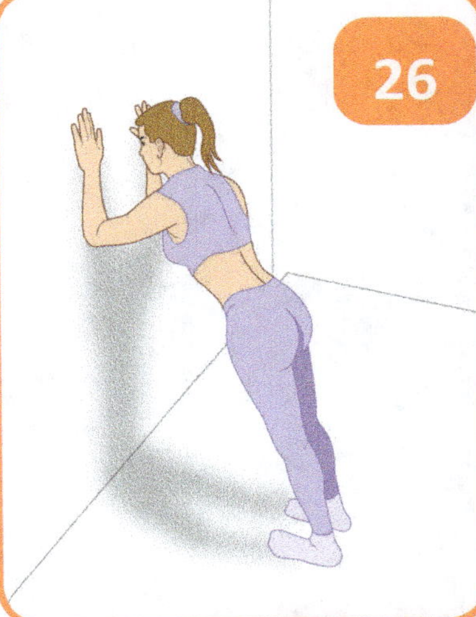

Flessioni per Tricipiti al Muro

4 ripetizioni

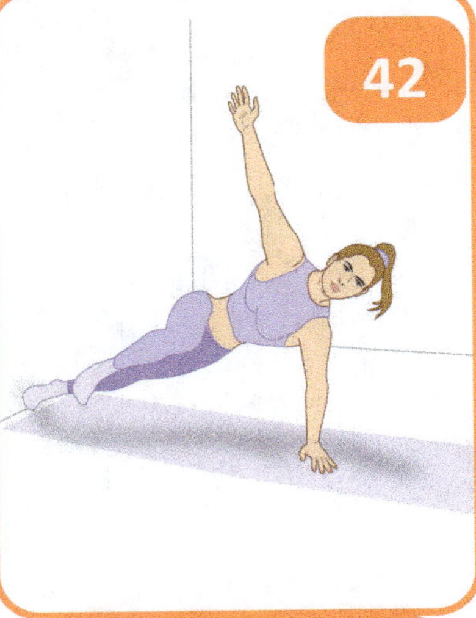

Plank a Stella Avanzato

6 ripetizioni per lato

GIORNO 18 – Esegui Quattro volte

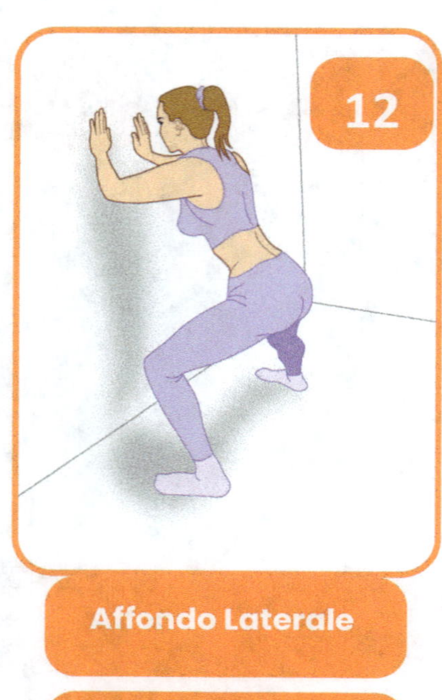

Affondo Laterale

9 ripetizioni per lato (alternate)

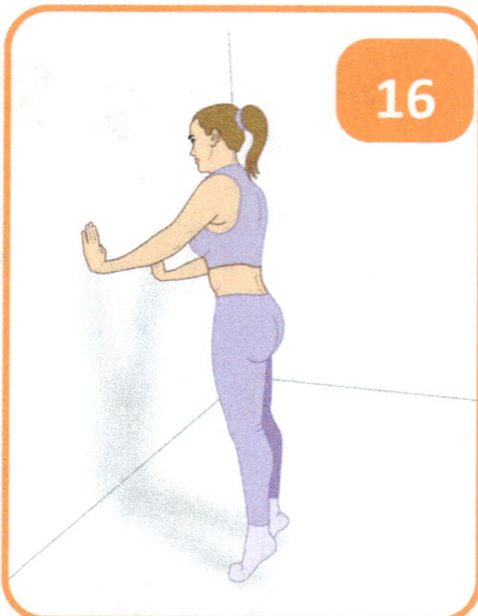

Alzate dei Polpacci

12 ripetizioni

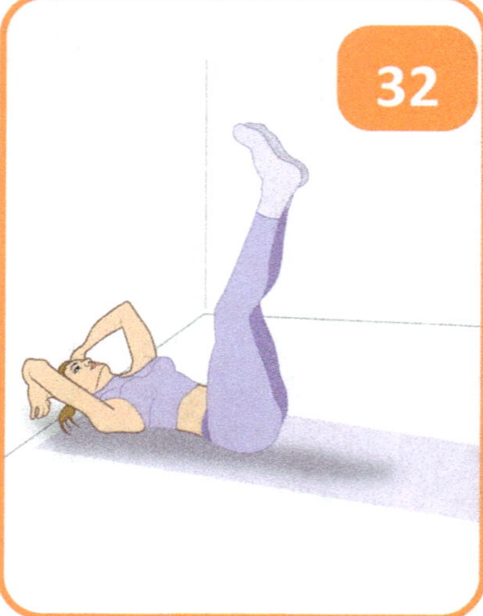

Leg Raises

10 ripetizioni

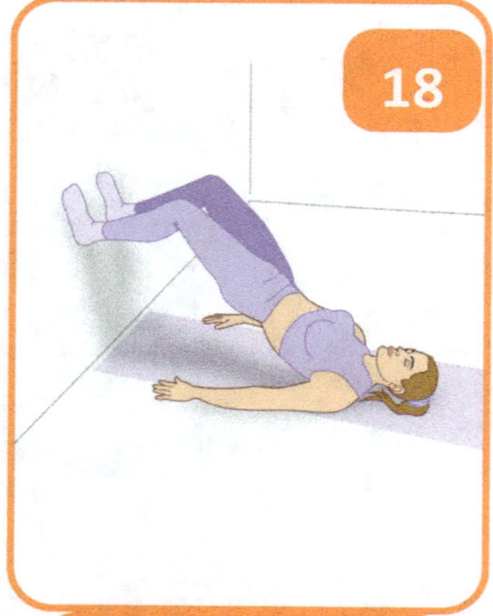

Glute Bridge

12 ripetizioni

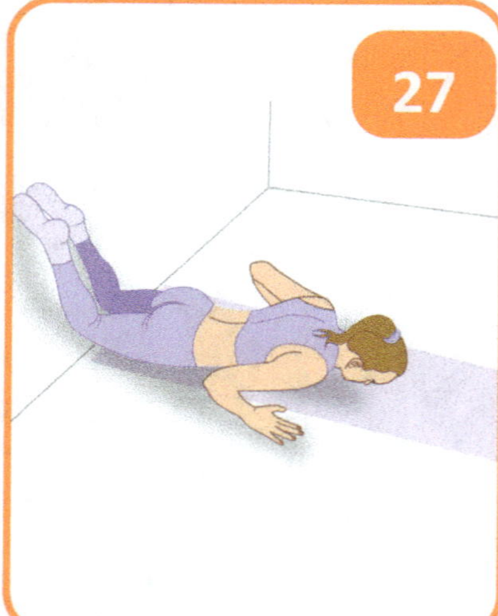

Piegamenti Cobra

6 ripetizioni

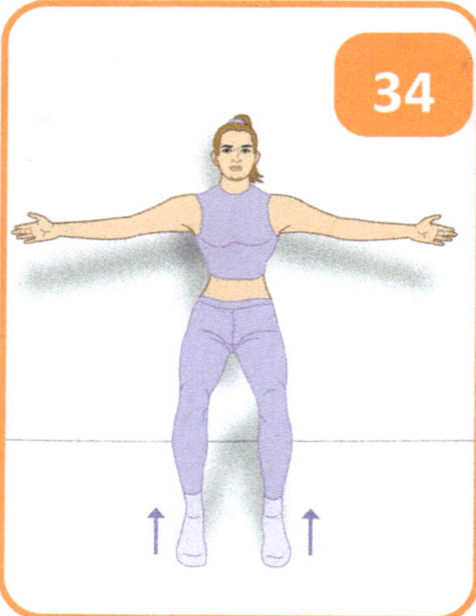

Stella al Muro

10 ripetizioni

GIORNO 19 – Esegui Quattro volte

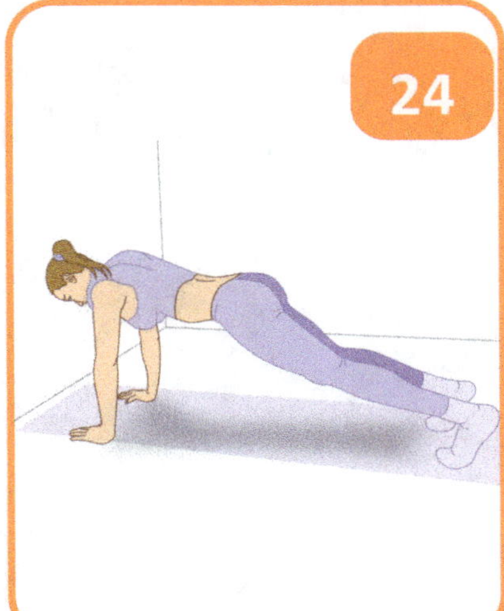

24

Plank Dinamico

5 ripetizioni per lato (alternate)

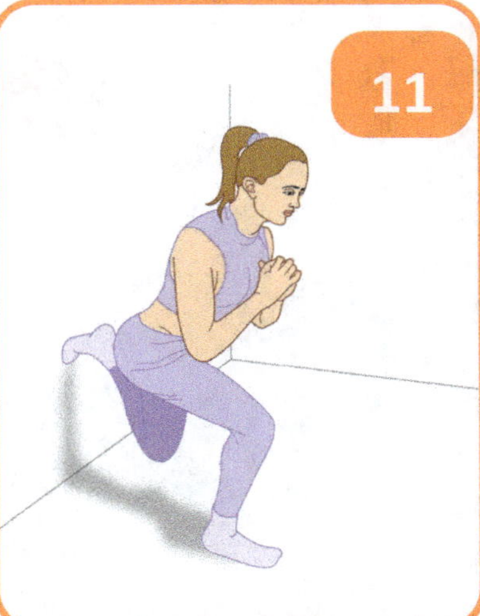

11

Squat Bulgaro

6 ripetizioni per lato

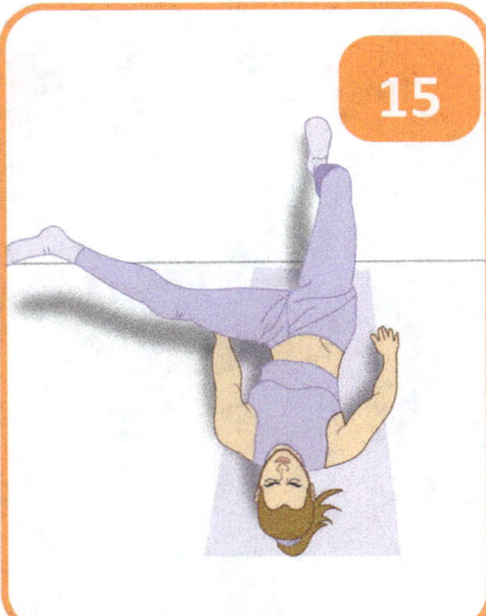

15

Allungamento dell'Adduttore

5 ripetizioni per lato

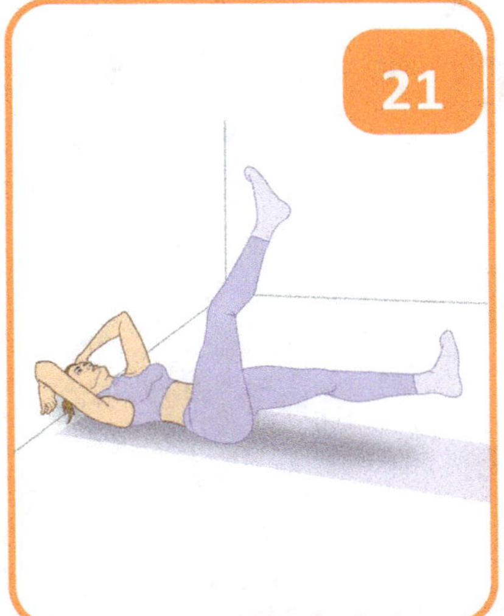

21

Forbice

35 secondi di esercizio

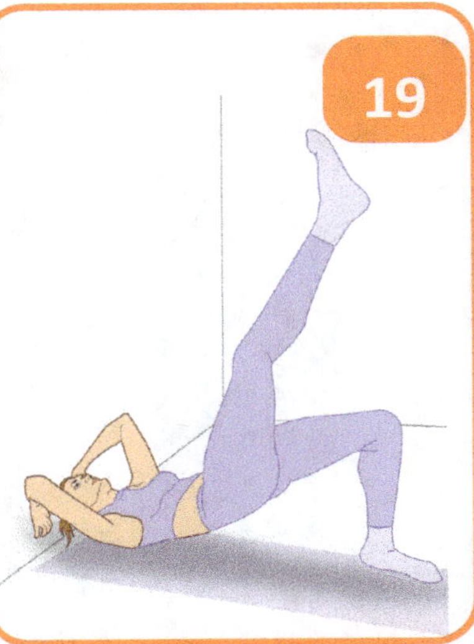

19

Ponte al Muro Unilaterale Assistito

8 ripetizioni per lato

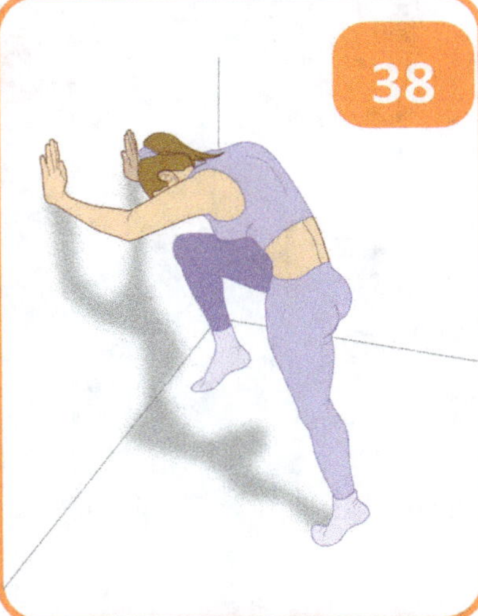

38

Kick Back + Knee Raise Avanzato

8 ripetizioni per lato

GIORNO 20 – Esegui Quattro volte

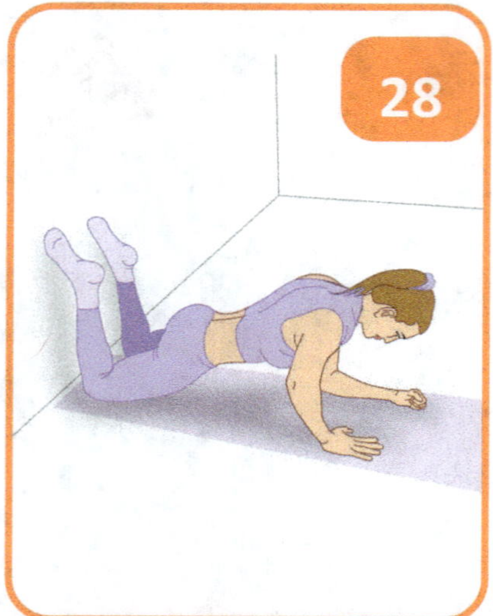

28

Cobra Plank Avanzato

8 ripetizioni alzando il braccio sinistro + 8 ripetizioni alzando il braccio destro (alternate)

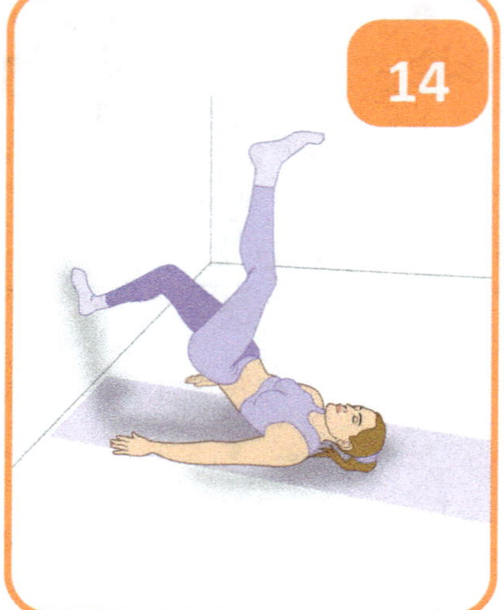

14

Ponte Unilaterale

6 ripetizioni per lato

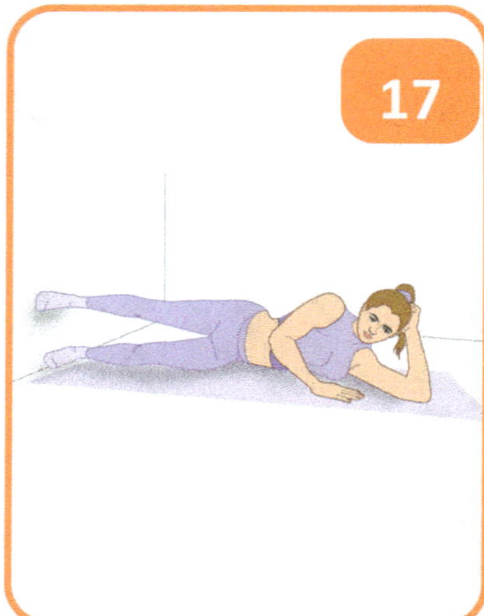

17

Leg Lift Laterale

6 ripetizioni per lato

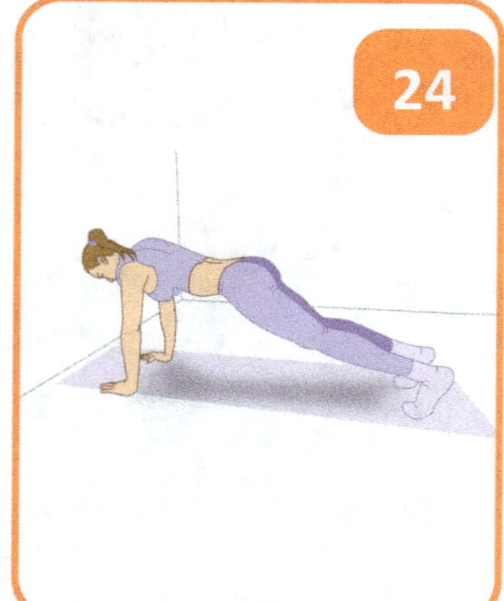

24

Plank Dinamico

6 ripetizioni per lato (alternate)

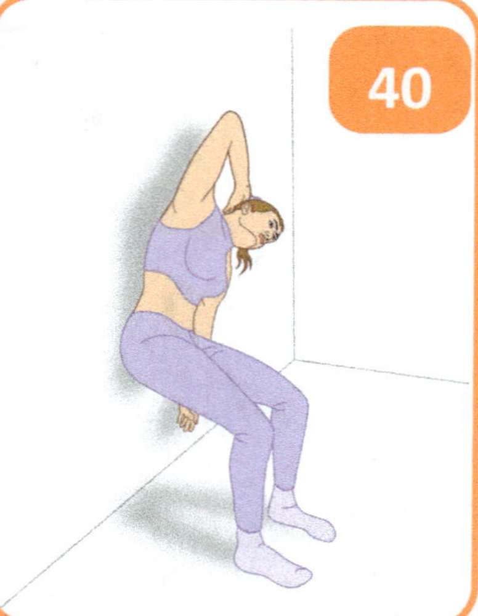

40

Sedia al Muro + Piegamento Laterale

6 ripetizioni per lato

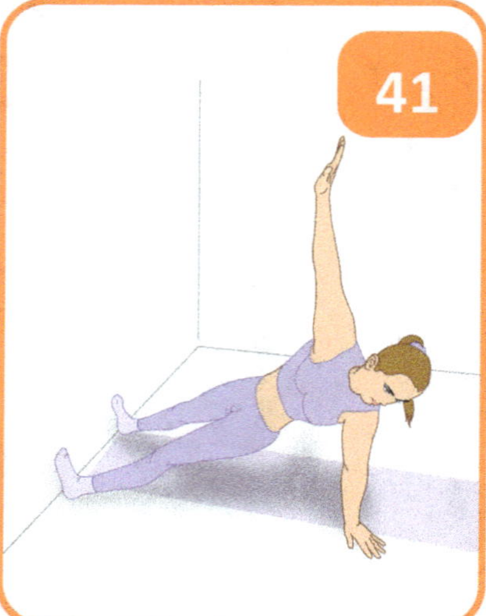

41

Ponte a Gambe Tese + Rotazione

5 ripetizioni per lato

GIORNO 21 – Esegui solo una volta – Seduta Leggera

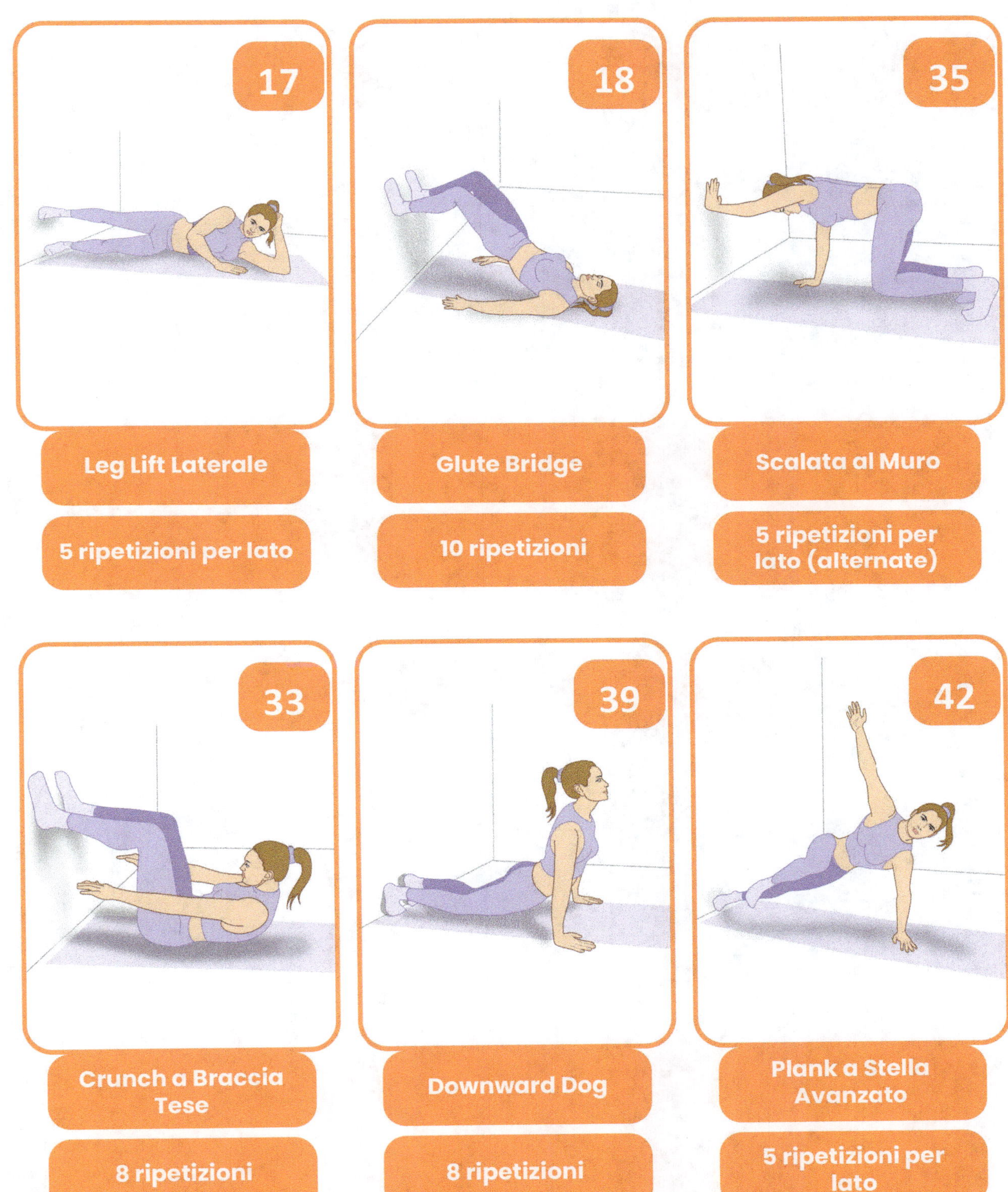

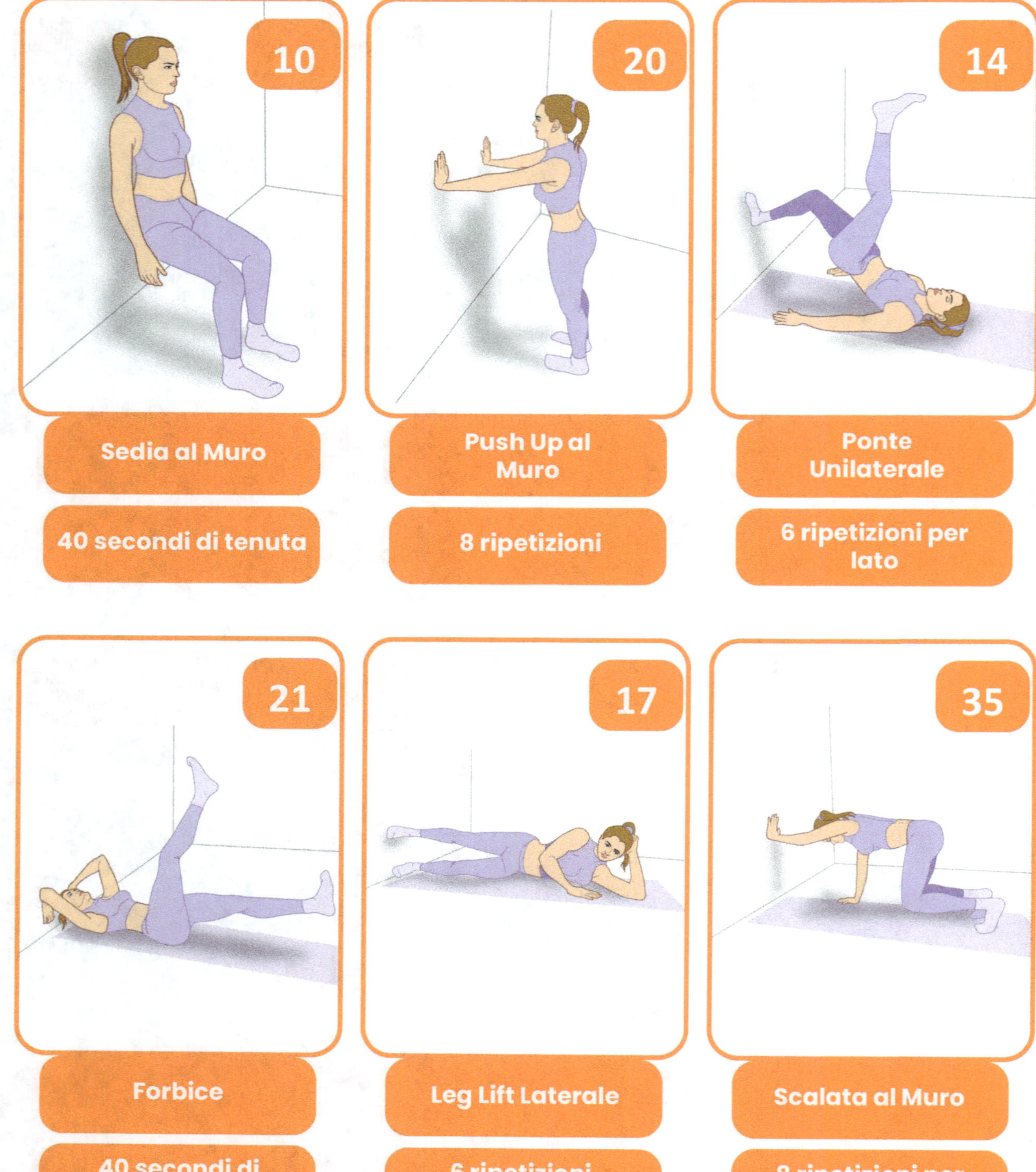

10
20
14
Sedia al Muro
40 secondi di tenuta
Push Up al Muro
8 ripetizioni
Ponte Unilaterale
6 ripetizioni per lato
21
17
35
Forbice
40 secondi di esercizio
Leg Lift Laterale
6 ripetizioni per lato
Scalata al Muro
8 ripetizioni per lato (alternate)

GIORNO 23 – Esegui Cinque volte

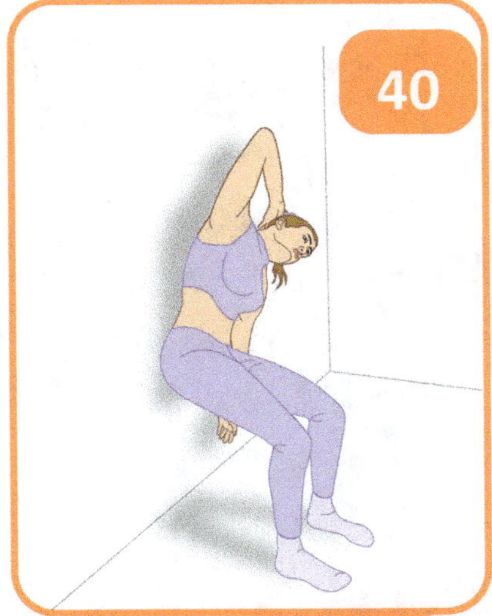

40

**Sedia al Muro +
Piegamento Laterale**

6 ripetizioni per lato

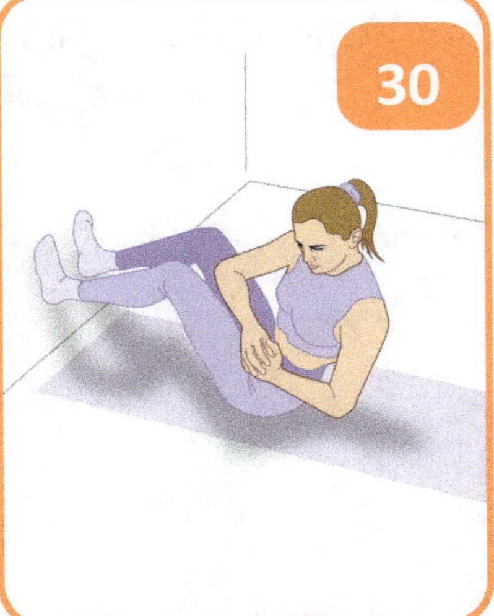

30

Russian Twist

**10 ripetizioni per
lato (alternate)**

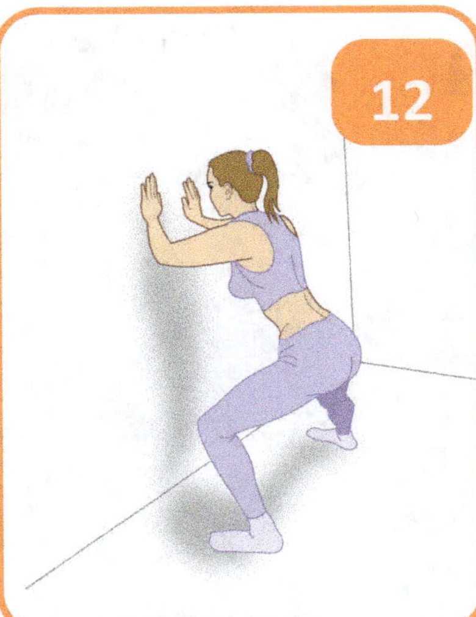

12

**Affondo
Laterale**

**8 ripetizioni per
lato (alternate)**

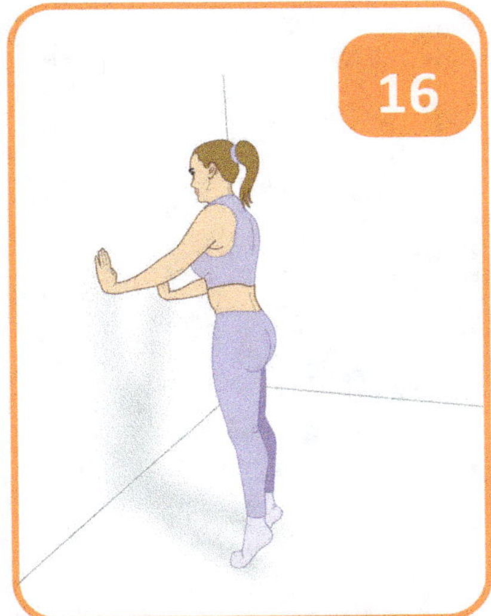

16

Alzate dei Polpacci

10 ripetizioni

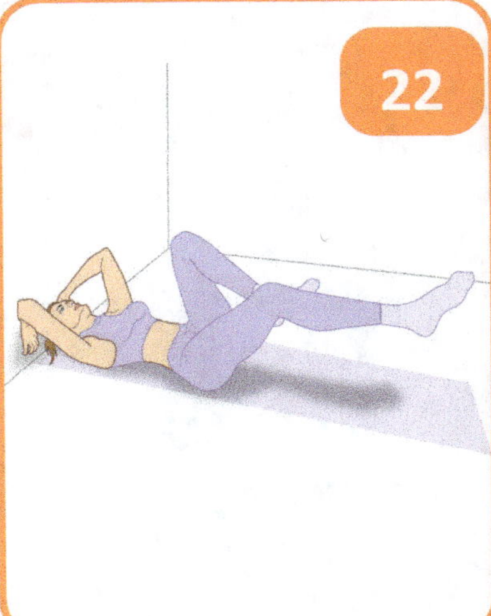

22

Bicicletta al Muro

**50 secondi di
esercizio**

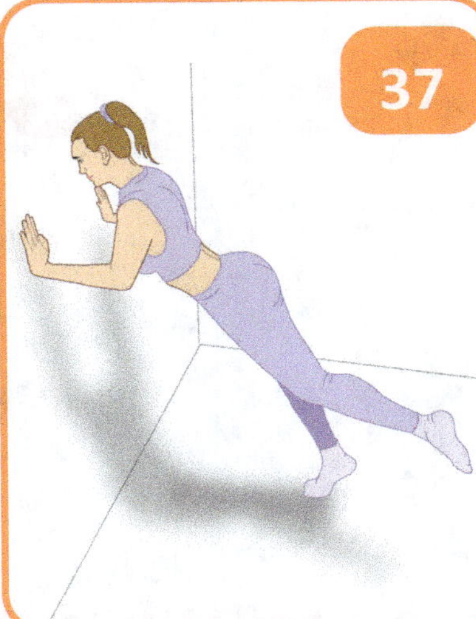

37

**Piegamento al
Muro Instabile**

**6 ripetizioni per
lato**

GIORNO 24 - Esegui Cinque volte

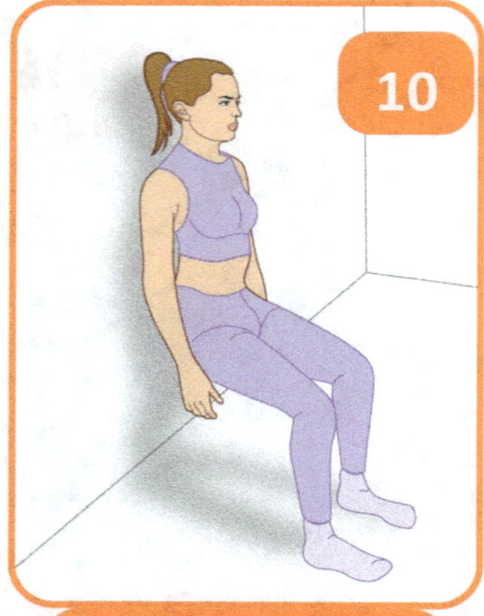

Sedia al Muro

50 secondi di tenuta

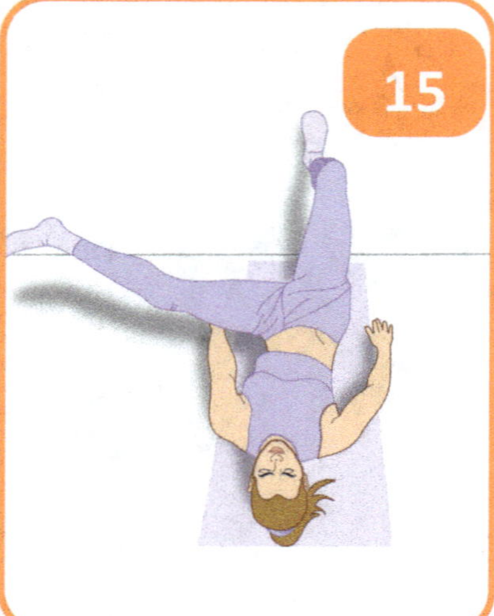

Allungamento dell'Adduttore

6 ripetizioni per lato

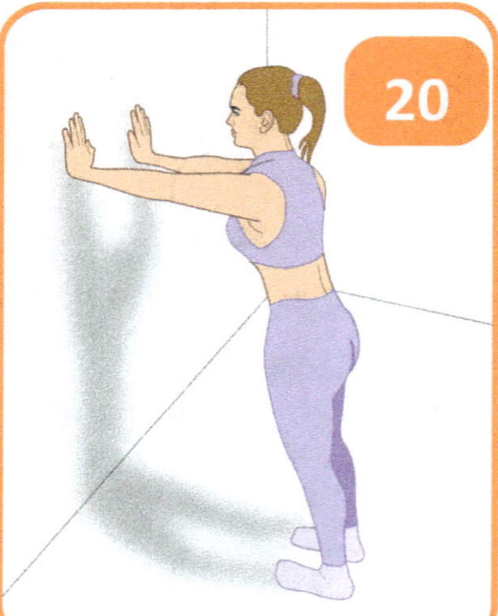

Push Up al Muro

9 ripetizioni

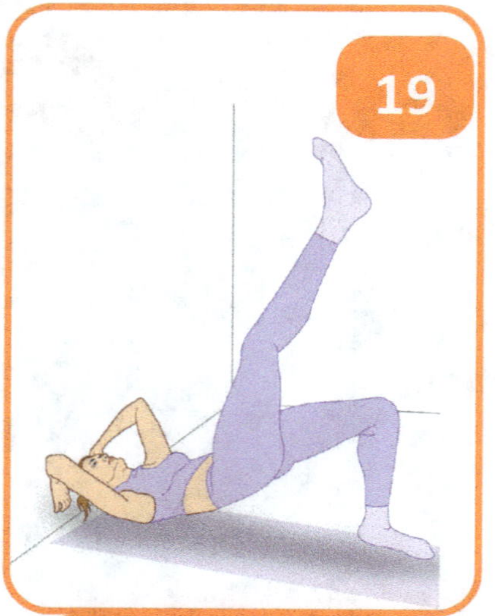

Ponte al Muro Unilaterale Assistito

8 ripetizioni per lato

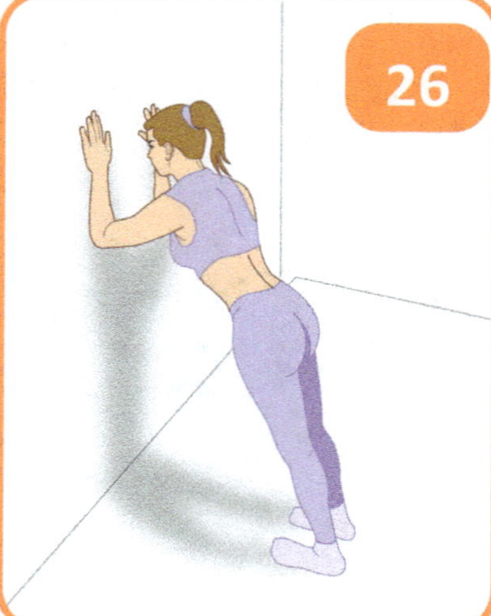

Flessioni per Tricipiti al Muro

4 ripetizioni

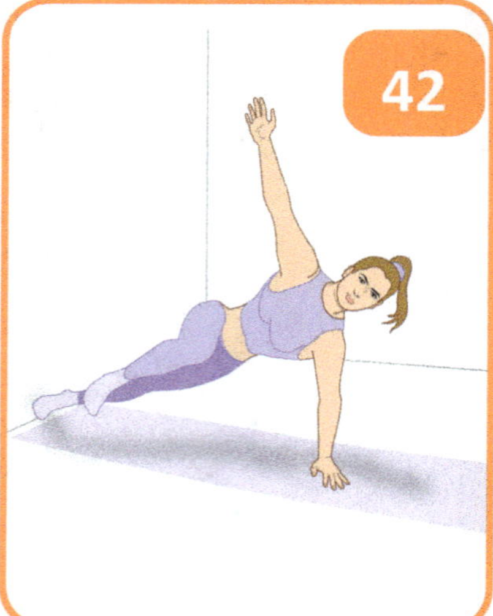

Plank a Stella Avanzato

6 ripetizioni per lato

GIORNO 25 – Esegui Cinque volte

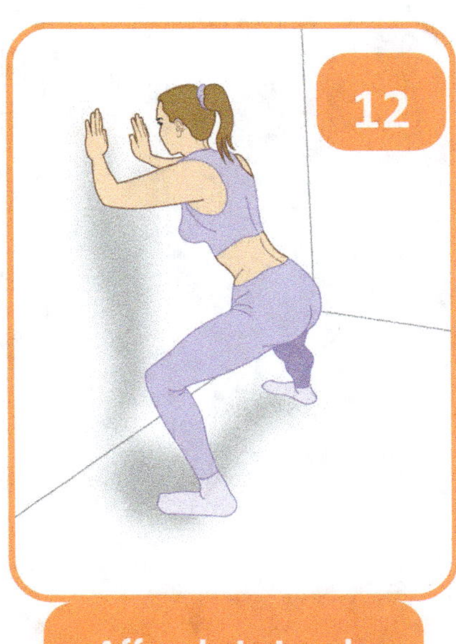

12

Affondo Laterale

9 ripetizioni per lato (alternate)

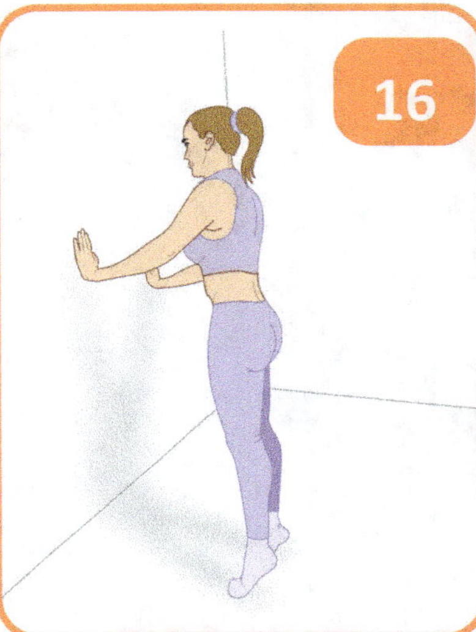

16

Alzate dei Polpacci

12 ripetizioni

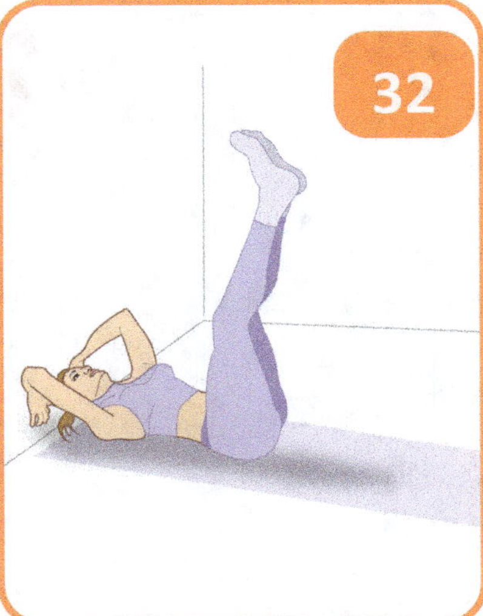

32

Leg Raises

10 ripetizioni

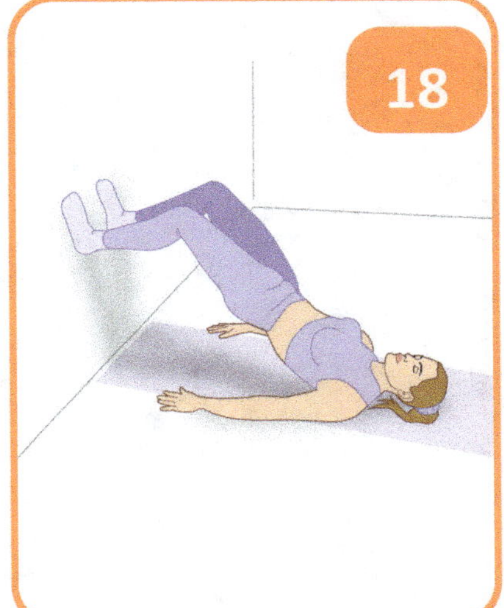

18

Glute Bridge

15 ripetizioni

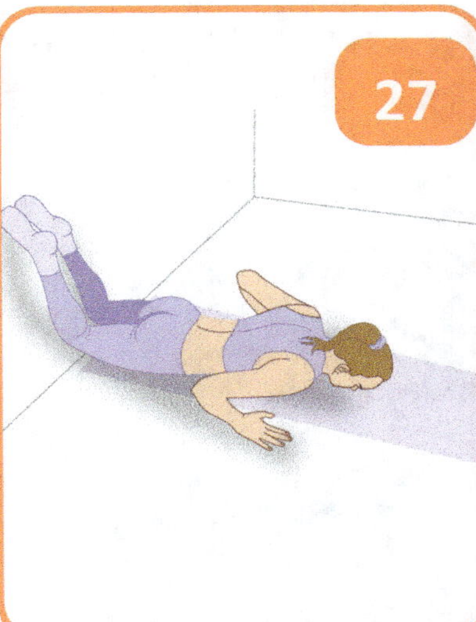

27

Piegamenti Cobra

6 ripetizioni

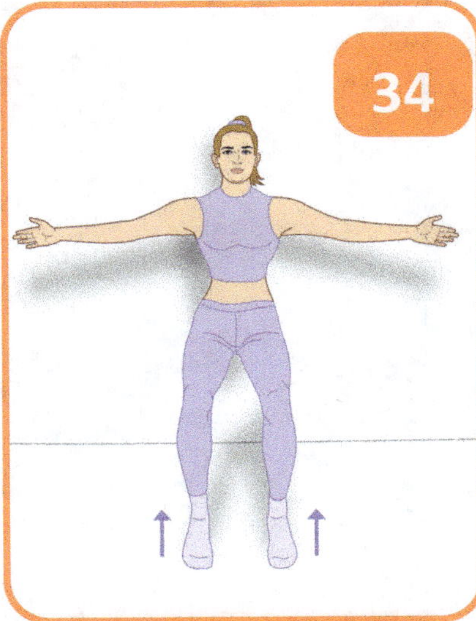

34

Stella al Muro

12 ripetizioni

GIORNO 26 – Esegui Cinque volte

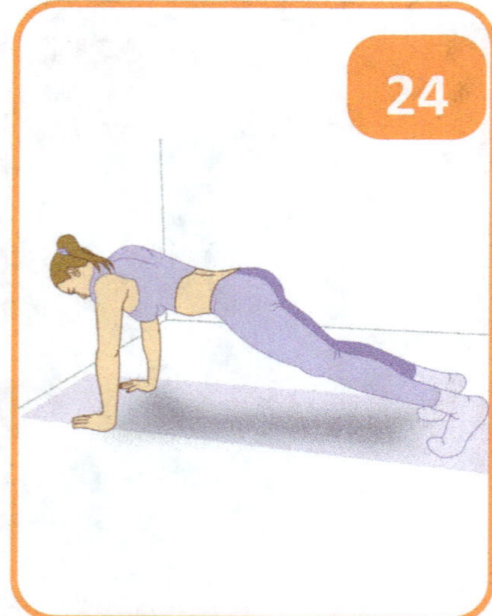

Plank Dinamico

6 ripetizioni per lato (alternate)

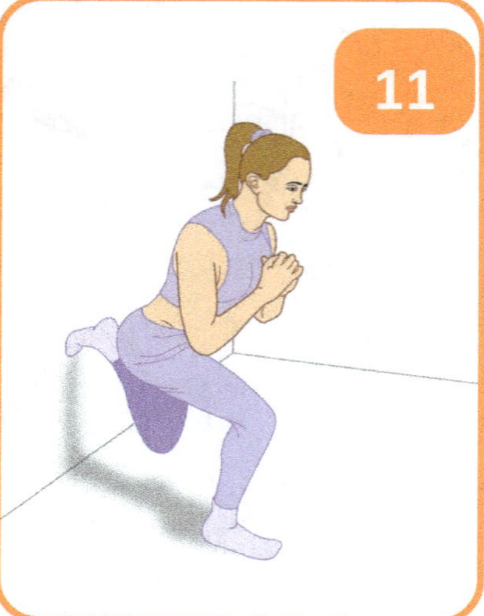

Squat Bulgaro

6 ripetizioni per lato

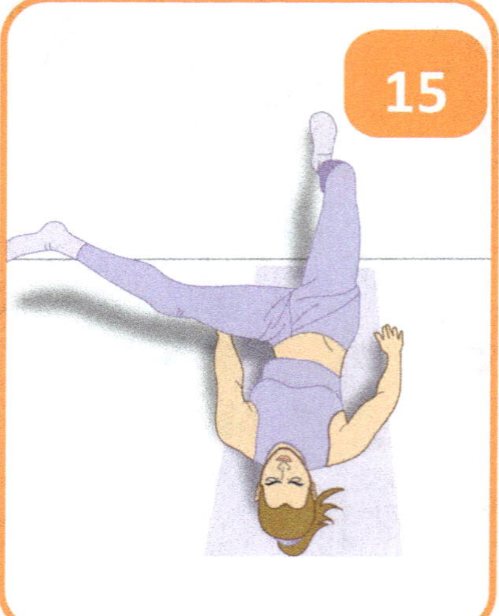

Allungamento dell'Adduttore

6 ripetizioni per lato

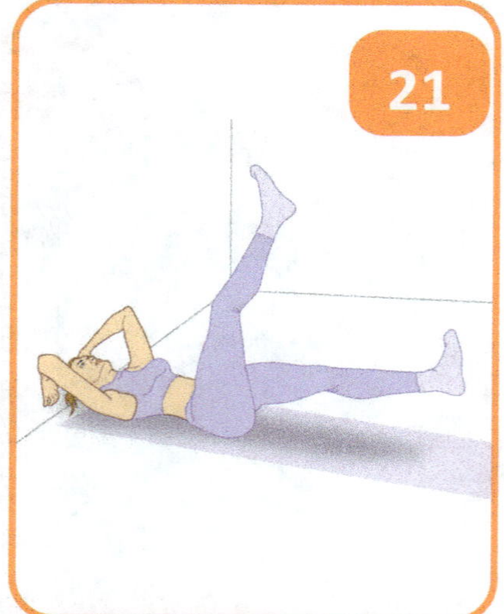

Forbice

40 secondi di esercizio

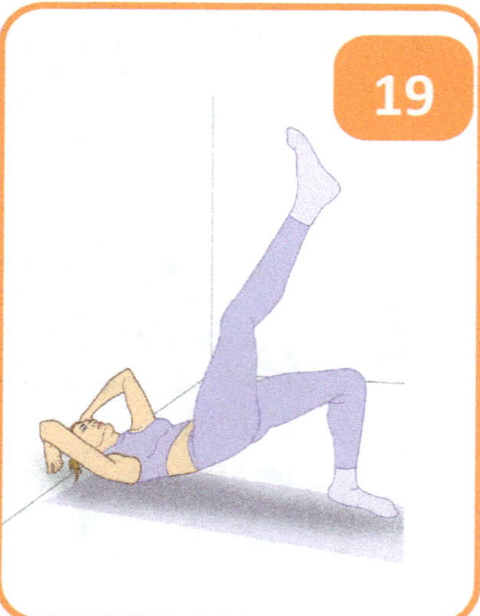

Ponte al Muro Unilaterale Assistito

8 ripetizioni per lato

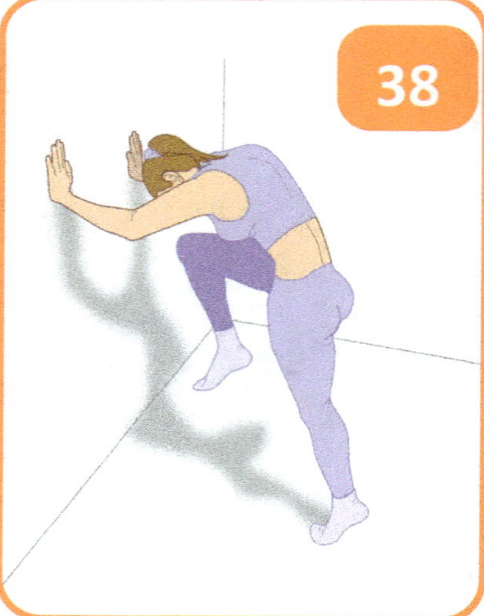

Kick Back + Knee Raise Avanzato

8 ripetizioni per lato

GIORNO 27 – Esegui Cinque volte

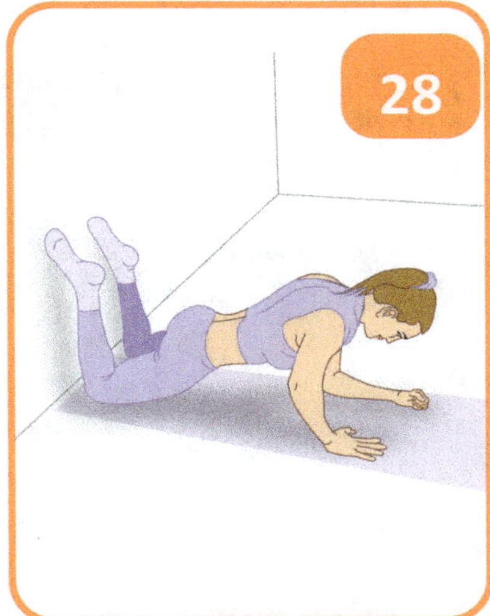

28

Cobra Plank Avanzato

8 ripetizioni alzando il braccio sinistro + 8 ripetizioni alzando il braccio destro (alternate)

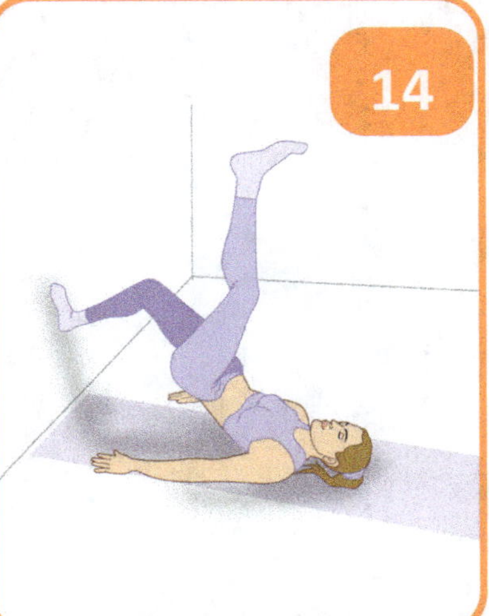

14

Ponte Unilaterale

6 ripetizioni per lato

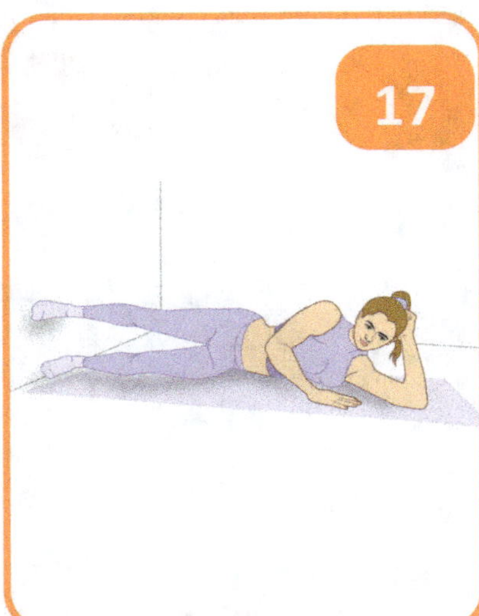

17

Leg Lift Laterale

6 ripetizioni per lato

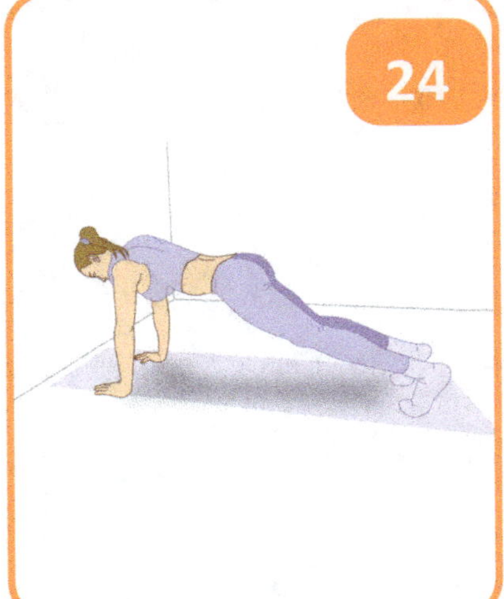

24

Plank Dinamico

8 ripetizioni per lato (alternate)

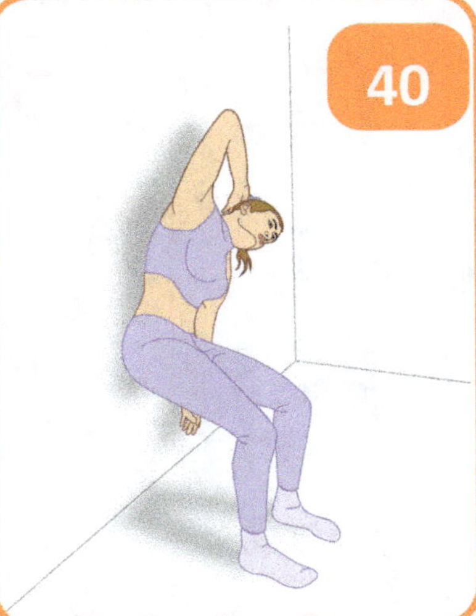

40

Sedia al Muro + Piegamento Laterale

6 ripetizioni per lato

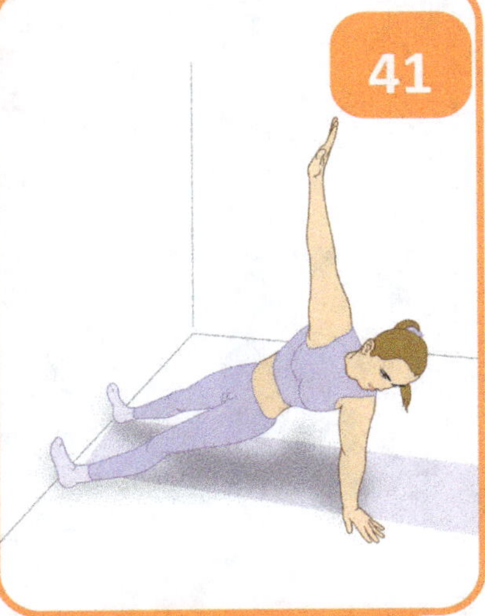

41

Ponte a Gambe Tese + Rotazione

8 ripetizioni per lato

GIORNO 28 – Esegui solo una volta – Seduta Leggera

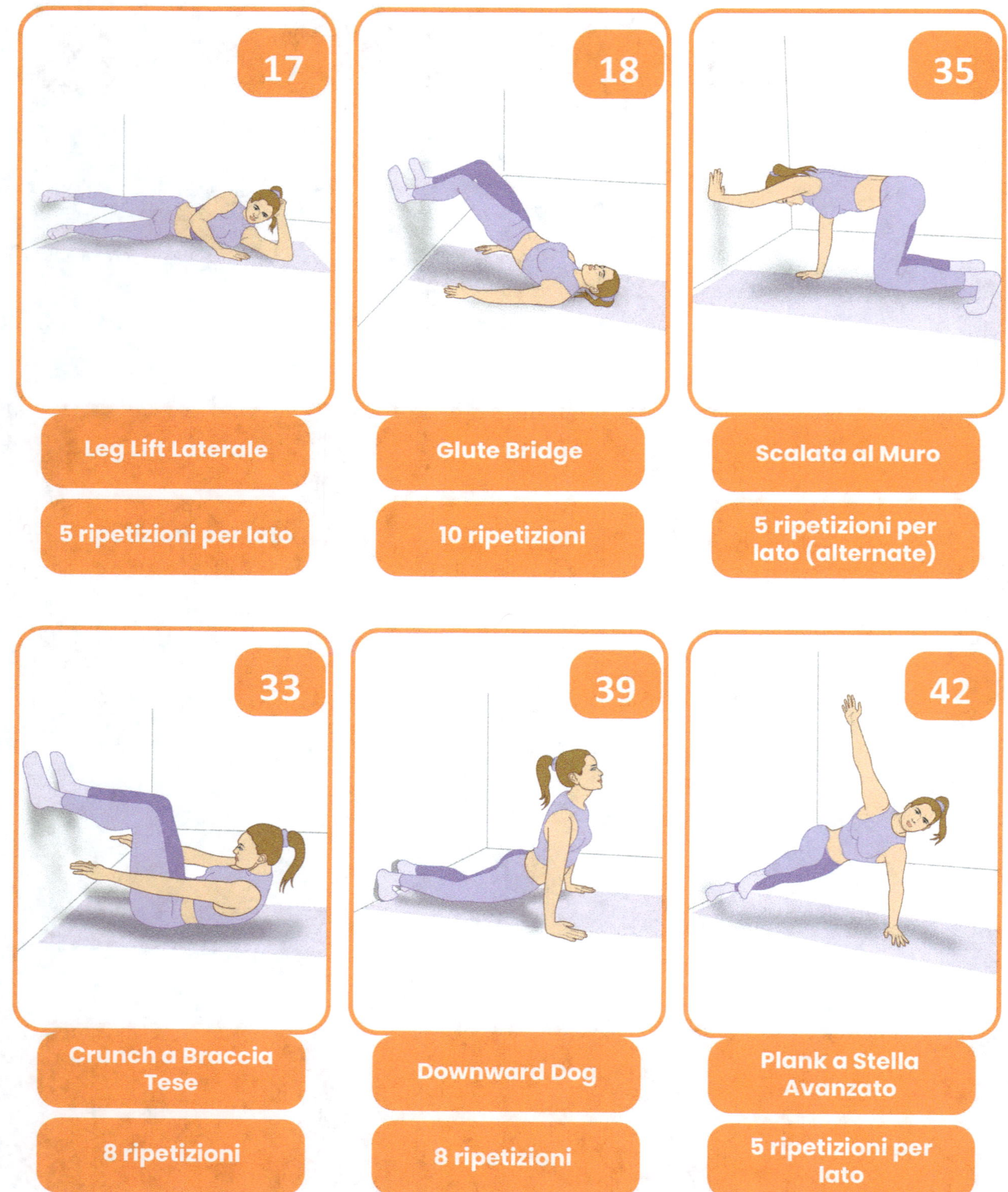

CONCLUSIONE

Grazie per aver dedicato tempo alla lettura di questo libro sul Wall Pilates! Spero sinceramente che tu ne abbia apprezzato la routine, le illustrazioni, i video tutorial e il supporto offerto.

Sono fiducioso che incorporando questi esercizi di Wall Pilates e la routine dei 28 giorni ti abbia portato grandi risultati. Sono veramente entusiasta che tu abbia tratto beneficio da questo programma.
È fondamentale ricordare che, mentre l'esercizio fisico è una parte importante della tua routine di fitness, lo è anche seguire una dieta equilibrata e sana. Senza un'alimentazione adeguata, tutti i tuoi sforzi nell'allenamento potrebbero non fornire i risultati ottimali. Quindi, per massimizzare i tuoi risultati, ricorda di nutrire adeguatamente il tuo corpo. Puoi iniziare semplicemente riducendo il consumo di cibo spazzatura e gli zuccheri eccessivi!

Per favore, contattami a avfitness99coaching@gmail.com se hai domande o preoccupazioni riguardo agli allenamenti, alla nutrizione o a qualsiasi altra cosa relativa al tuo percorso di fitness. Sono qui per fornire consulenza e supporto per mantenerti sulla strada verso un te migliore e più felice.

Ci vediamo con il prossimo libro di fitness!